U0221424

掌中宝系列

刮痧排毒祛病
掌中查

臧俊岐 | 主编

湖南科学技术出版社

图书在版编目（CIP）数据

刮痧排毒祛病掌中查/臧俊岐主编.--长沙:湖南科学技术出版社,2017.9

（掌中宝系列）

ISBN 978-7-5357-9239-6

Ⅰ.①刮… Ⅱ.①臧… Ⅲ.①刮搓疗法 Ⅳ.①R244.4

中国版本图书馆CIP数据核字(2017)第076381号

GUASHA PAIDU QUBING ZHANGZHONGCHA

刮痧排毒祛病掌中查

主　　编	臧俊岐
责任编辑	何　苗　王　李
文案统筹	深圳市金版文化发展股份有限公司
摄影摄像	深圳市金版文化发展股份有限公司
出版发行	湖南科学技术出版社
社　　址	长沙市湘雅路276号
	http://www.hnstp.com

湖南科学技术出版社天猫旗舰店网址:

　　　　　http://hnkjcbs.tmall.com

印　　刷	深圳市雅佳图印刷有限公司
	（印装质量问题请直接与本厂联系）
厂　　址	深圳市龙岗区坂田大发路29号C栋1楼
版　　次	2017年9月第1版第1次
开　　本	890mm×1240mm　1/64
印　　张	4.5
书　　号	ISBN 978-7-5357-9239-6
定　　价	24.80元

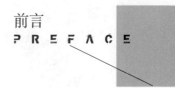

前言
PREFACE

刮痧疗法，历史悠久，源远流长，是中医治疗六法之首（砭、针、灸、药、按跷、导引）。

刮痧疗法最擅长调理气血，调理的方式具备四大特点，即通、泻、祛、调。通即疏通经络，泻即指宣泄体内的浊气火毒，祛指祛瘀生新，调则指调节脏腑。要知道气血是生命活动的基本物质。在人体新陈代谢的过程中，会不断地产生代谢废物，即体内的浊气、浊血、大小便等。经常刮痧，及时地吐故纳新，让体内环境和血液清洁，气血通畅，可以为脏腑提供良好的内环境和营养，保障健康，延年益寿。

本书开篇介绍了刮痧的基础知识、脏腑的刮痧保养方法，然后列举了80余种生活常见病症的取穴及刮痧方法，每个病症还配有高清取穴图、操作图及视频二维码。由于版面问题视频中穴位未能完全展示，剩余穴位可以当作加减穴使用。让我们尽情享受刮痧带来的美丽和健康吧！

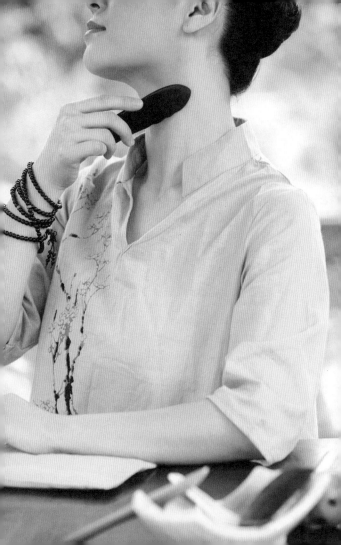

目录
CONTENTS

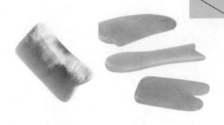

PART 1
刮痧善排毒，让疾病离得远远的

PART 2

刮痧第一效：保养脏腑，自测健康

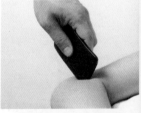

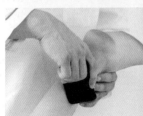

PART 3

刮痧第二效：调整状态，纠正亚健康

PART 4

刮痧第三效：日常救急，调理常见病

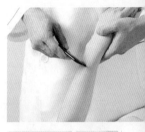

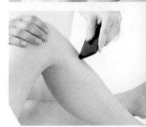

PART 5

刮痧第四效：赶走面子皮肤问题

PART 6

刮痧第五效：好快，调理迁延慢性病

PART **7**

刮痧第六效：调和两性不尴尬

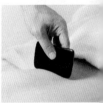

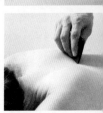

PART **8**

刮痧第七效：刮痧不痛，甩掉周身筋骨痛

刮痧善排毒，让疾病离得远远的

PART 1

毒素是一种可以干预正常生理活动，
并破坏机体功能的物质，
一旦积存过多，
则会引起身体不适。
排毒即是将这种物质从身体里清除出去，
刮痧可以很好地做到这一点。

你的身体里有毒素要排吗

经常听到别人说排毒，毒素为何物呢？"毒"是指对人体有害的物质，包括来自外在环境的压力和污染、细菌、病毒，来自人体内脂肪、糖、蛋白质等物质在新陈代谢过程中产生的废物。在中医看来，所谓的"毒"，简单讲主要有两种情况：一种是毒邪，是由外感邪气入侵人体导致的，例如风寒感冒、上火等，这种情况一般是直接可见的"毒"；另一种是由于经气运行不畅，导致的经气阻滞或痰、瘀、积滞等。

近几年，排毒的理念深入人心，肠道排毒几乎是人尽皆知了，可是肠道为什么会有这么多毒素，这些毒素怎么来的，它会对人体产生什么影响呢？大家都知道，食物进入胃之后，有一个消化吸收的过程，精微的、有用的物质进入小肠，废弃的、无用的渣滓进入大肠。大小肠经过进一步的消化吸收，将有用的留下，将无用的东西排出体外，这是一个循环过程。

可是现在，由于各种因素的影响，吃进去的很多东西排不出去，造成便秘，导致肠道当中毒素积累过多。如果毒素仅仅停留在肠道这个层次，我们进行肠道排毒就够了。但实际上，事情远不是这么简单，肠道的毒素只是表层的，更深层次的毒素在血液中。人体当中有两

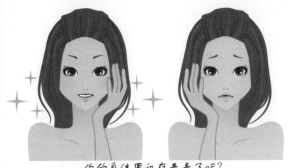

你的身体里积存毒素了吗？

个储藏毒素最多的位置，一是肠道，二是血液。当肠道中的毒素没有及时排出去，再次吸收的过程中，这些毒素就会进入血液。

人体的五脏六腑，四肢百骸都需要血液的滋养。就好像一片稻田，如果灌溉的水源有问题的话，这片稻田还能长出很好的稻谷吗？所以，血液的污染影响的不是身体某一部分，而是全身，表现出来的症状也各不一样，让人苦恼。

最重要的是，肠道中的毒素清除起来相对容易。但毒素一旦进入血液，则很难清除掉，现在市面上也有各种净化血液的药。可是，就算这些药有用，把血液毒素清除干净了，那这些药残留下来的毒又由谁来清除呢？所以，用药是下下策，用自然疗法排毒，才能掌握健康钥匙。

刮痧通经络，打开排毒通道

《内经·素问·经脉》篇中说："经脉者，所以能决死生，处百病，调虚实，不可不通。"这句话被无数人引用，用来说明经络的重要性。"通"应解释为"通畅"之意，经络通畅才是"决死生，处百病，调虚实"的根本和关键所在。

如果经络不通畅，气血不和，就会产生疾病。而且百病是变化而生，可产生各式各样不同的疾病。所以，我们要想保持身体的健康，就要守护着经络，不要让经络阻塞而出现气血紊乱、无法顺利排毒的现象。

说简单点，经络有点像公路的作用，要排毒，先修路。刮痧排毒历史久远，能将黏着在血管壁的瘀血清除到血管外，然后再经血液重新吸收入血管，经过全身

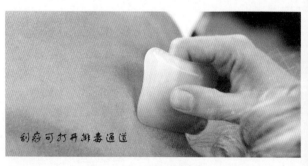

刮痧可打开排毒通道

的循环，将刮出的废物从尿液排出，此法可追溯到旧石器时代。当时人们患病时，不经意地用手或石片在身上抚摩、捶击某一部位，有时竟使病情得到缓解。时间一长，自然形成砭石治病法，就是"刮痧"的雏形。"痧"是经络气血中的"瘀秽"，俗称"痧毒"。它阻碍气血的运行、营养物质和代谢产物的交换、引发组织器官的病变，故中医有"百病皆可发痧"之说。临床上我们把患者皮肤上用特制的刮痧器具刮出的红色、紫红色斑点、斑块称为"痧"。"痧"就是形成诸多疾病和加速人体衰老的有害毒素，也可以说从微循环中分离出来的瘀血及病理产物就是"痧"。

有人觉得刮痧只适合热证、实证，这真是"千古奇冤"。其实，刮痧补虚祛寒的效果更妙。例如感冒、高热，有人会说，刮刮痧，去去火毒，于是就在后背膀胱经刮痧，痧一出，火毒就散了，大家认为是泻火了。其实刮痧是用体内的积热把后背的风寒赶走了，所以应该说是祛寒了。刮痧还能加速血液循环，促进体内毒素的代谢，对心脏亦有好处。刮痧疗法作为防病方法来用，安全有效。

刮一刮，"表面功夫"作用大

刮痧既可预防保健又可治病疗疾。它的保健和治疗作用主要有以下一些特点：

⊙ 预防保健作用

刮痧疗法的预防保健作用又分为健康保健预防与疾病防变两类。刮痧疗法的作用部位是体表皮肤，皮肤是机体暴露于外的最表浅部分，直接接触外界，且对外界气候环境等变化起适应与防卫作用。皮肤之所以具有这些功能，主要依靠体内卫气的作用，卫气调和，则"皮肤调柔，腠理致密"。健康人常做刮痧（如取背俞穴、足三里穴等）可增强卫气，卫气强则护表能力强，外邪不易侵表，机体自可安康。若外邪侵表，出现恶寒、发热、鼻塞、流涕等表证，及时刮痧（如取肺俞穴、中府穴等）可将表邪及时去除，以免表邪侵入五脏六腑而生大病。

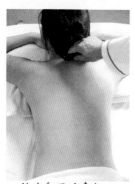

刮肺俞可治表证

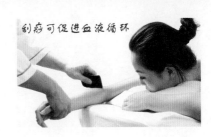

刮痧可促进血液循环

⊙ 治疗作用

活血化瘀

刮痧可调节肌肉的收缩和舒张，使组织间压力得到调节，以促进刮拭组织周围的血液循环，增加组织流量，从而起到活血化瘀、祛瘀生新的作用。

调整阴阳

刮痧可以改善和调整脏腑功能，使脏腑阴阳得到平衡。如肠道蠕动亢进者，在腹部和背部等处使用刮痧手法可使肠道蠕动受到抑制而恢复正常；反之，肠道蠕动功能减退者，则可促进其蠕动恢复正常。

舒筋通络

刮痧可以放松紧张的肌肉，消除肌肉疼痛，这两方面的作用是相通的。消除了疼痛病灶，肌紧张也就消除；如果使紧张的肌肉得以松弛，则疼痛和压迫症状也可以明显减轻或消失，同时有利于病灶修复。

信息调整

　　人体的各个脏器都有其特定的生物信息（各脏器的固有频率及生物电等），当脏器发生病变时，有关的生物信息就会发生变化，而脏器生物信息的改变可影响整个系统乃至全身的机能平衡。而刮痧疗法可以通过刺激体表的特定部位，产生一定的生物信息，通过信息传递系统输入到有关脏器，从而对病变脏器起到调整作用。

排除毒素

　　刮痧过程可使局部组织形成高度充血，血管神经受到刺激使血管扩张，血流及淋巴液流动增快，吞噬作用及搬运力量加强，使体内废物、毒素加速排除，组织细胞得到营养，从而使血液得到净化，增强全身抵抗力，进而减轻病势，促进康复。

行气活血

　　气血通过经络系统的传输对人体起着濡养、温煦等作用。刮痧作用于肌表，使经络通畅、气血通达，则瘀血化散，局部疼痛得以减轻或消失。

您家里有这些刮痧用具吗

古代常用汤勺、铜钱等作为刮痧板,这些器具虽然取材方便,但对有些穴位却达不到有效的按压刺激,还会增加痛感。现代刮痧多选用专业的刮痧工具。

⊙ 刮痧板

▶ 美容刮痧玉板

美容刮痧玉板边角的弯曲弧度是根据面部不同部位的曲线设计的。短弧边适合刮拭额头,长弧边适合刮拭面颊,两角部适合刮拭下颌、鼻梁等。

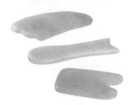

▶ 多功能全息经络刮痧板梳

长边和两角部可以用来刮拭身体平坦部位和凹陷部位,另一边粗厚的梳齿便于梳理头部的经穴,既能达到一定的按压力,又不伤及头部皮肤。

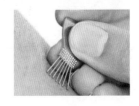

▶ 全息经络刮痧板

全息经络刮痧板为长方形，边缘光滑，四角钝圆。长边用于刮拭人体平坦部位的全息穴区；一侧短边为对称的两个半圆角，除适用于人体凹陷部位刮拭外，更适合做脊椎及头部全息穴区的刮拭。

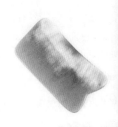

⊙ 专业刮痧油和美容刮痧乳

刮痧油是刮痧疗养必不可少的润滑剂，但是刮痧油是液体的，如果用于面部，很容易流到或滴到眼睛里，所以在面部刮痧时最好用美容刮痧乳。

▶ 美容刮痧乳

美容刮痧乳具有清热解毒、活血化瘀、养颜消斑、滋养皮肤的功效。刮痧时涂以美容刮痧乳能减轻疼痛，避免刮痧油容易进入眼睛的弊端。

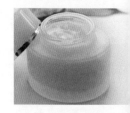

▶ 刮痧油

刮痧油是用具有清热解毒、活血化瘀、消炎镇痛作用而没有毒副作用的中药与渗透性强、润滑性好的植物油加工而成。刮痧时涂以刮痧油不但能减轻疼痛、加速病邪外排，还可保护皮肤、预防感染。

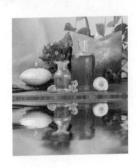

⊙ 毛巾和纸巾

刮痧前清洁皮肤要选用清洁卫生、质地柔软，对皮肤无刺激、无伤害的天然纤维织物。刮痧后可用毛巾或柔软的清洁纸巾擦拭油渍。

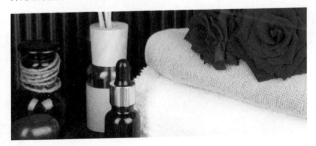

先学会取穴，才能有效刮痧

人体出现疾病时我们可以通过刮拭人体的一些经络穴位来缓解和治疗，所以取穴尤为关键，自然而然穴位的定位也就成了重中之重。如果找对了穴位，再加上适当的操作手法，便可以延年益寿，缓解身体的各类疾病；但如果在一窍不通或是一知半解的情况下胡乱摆弄，则往往会弄巧成拙。所以，在进行自我刮痧之前，要先学会如何找准穴位。下面我们罗列一些常用的取穴方法。

⊙ 手指同身寸定位法

手指同身寸度量取穴法是指以患者本人的手指为标准度量取穴，是临床取穴定位常用的方法之一。这里所说的"寸"，与一般尺制度量单位的"寸"是有区别的，是用被取穴者的手指作为尺子测量的。由于人有高矮胖瘦之分，不同的人用手指测量到的一寸也不等长。因此，测量穴位时要用被测量者的手指作为参照物，才能准确地找到穴位。

拇指同身寸：拇指指间关节的横向宽度为1寸。

中指同身寸：中指中节屈曲，内侧两端纹头之间作为1寸。

横指同身寸：又称"一夫法"，指的是示指、中指、无名指、小指并拢，以中指近端指间关节横纹为准，四指横向宽度为3寸。

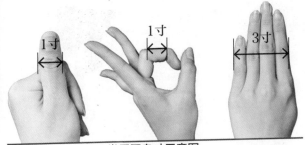

常用同身寸示意图

另外，示指和中指二指指腹横宽（又称"二横指"）为1.5寸；示指、中指和无名指三指指腹横宽（又称"三横指"）为2寸。

⊙ **体表标志定位法**

固定标志：常见判别穴位的标志有眉毛、乳头、爪甲、脚踝等。如：神阙穴位于腹部脐中央；膻中穴位于两乳头中间。

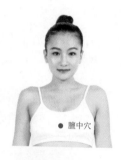

● 膻中穴

动作标志：需要做出相应的动作姿势才能显现的标志，如张口取耳屏前凹陷处为听宫穴；握拳于手掌横纹头取后溪穴等。

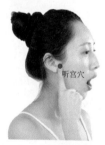

听宫穴

⊙ **骨度分寸定位法**

此法始见于《灵枢·骨度》篇，它是将人体的各个部位分别规定其折算长度，作为量取腧穴的标准。如前后发际间为12寸；两乳间为8寸；胸骨体下缘至脐中为8寸；耳后两乳突（完骨）之间为9寸；肩胛骨内缘至背正中线为3寸；肩峰缘至背正中线为8寸；腋前（后）横纹至肘横纹为9寸；肘横纹至腕横纹为12寸；股骨大粗隆（大转子）至膝中为19寸；膝中至外踝尖为16寸。

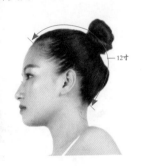
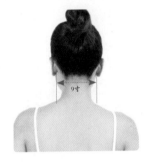

⊙ 感知找穴法

身体感到异常，用手指压一压，捏一捏，摸一摸，如果有痛感、硬结、痒等感觉，或与周围皮肤有温度差，如发凉、发烫，或皮肤出现黑痣、斑点，那么这个地方就是所要找的穴位。感觉疼痛的部位，或者按压时有酸、麻、胀、痛等感觉的部位，可以作为阿是穴治疗。阿是穴一般在病变部位附近，也可在距离病变部位较远的地方。

6大须掌握的刮痧手法

刮痧手法根据刮拭的角度、身体适用范围等方面可以分为面刮法、角刮法、平刮法、立刮法、推刮法、点刮法、按揉法等。

⊙ 面刮法

面刮法即手持刮痧板，向刮拭的方向倾斜30°~60°，将刮痧板的1/2长边或全部长边接触

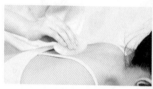

皮肤，向同一方向直线刮拭，适用于平坦部位的穴位。

⊙ 角刮法

角刮法即使用刮痧板的角部在穴位处自上而下进行刮拭，刮板面与皮肤呈45°方向，适用于肩

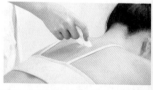

部、胸部等部位或穴位的刮痧，刮拭时要注意不宜过于生硬。

⊙ 平刮法

手法与面刮法相似，只是刮痧板向刮拭的方向倾斜的角度小于15°，而且向下的渗透力也较大，刮拭速度缓慢。

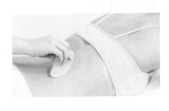

⊙ 立刮法

刮痧板角部与刮拭部位呈90°垂直，刮痧板始终不离皮肤，并施以一定的压力，在约1寸

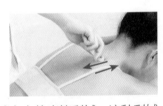

长的皮肤上做短间隔前后或左右的摩擦刮拭。这种刮拭方式主要用于头部穴位的刮拭。

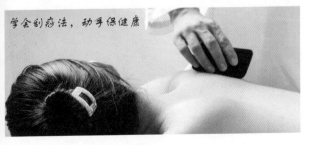

⊙ 点刮法

将刮痧板角部与要
刮拭部位呈90°垂直，
向下按压，由轻到重，
逐渐加力，片刻后快速

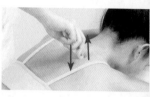

抬起，使肌肉复原，多次反复。这种方法适用于无骨骼
的软组织处和骨骼缝隙、凹陷部位。

⊙ 按揉法

垂直按揉：垂直按
揉法将刮痧板的边沿以
90°按压在穴区上，刮
痧板与所接触的皮肤始
终不分开，做柔和的慢
速按揉。

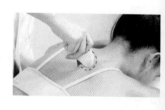

平面按揉：用刮痧
板角部的平面以小于20°
方向按压在穴位上，做柔
和迟缓的旋转，刮痧板角
部平面与所接触的皮肤始

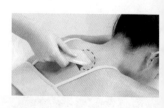

终不分开，按揉压力应当渗透到皮下组织或肌肉。

减痛、增效的刮痧技巧

刮痧疗法中按压力和刮痧的角度决定刮痧治疗的效果，而速度的快慢和刮痧的时间决定刮痧的舒适感。

刮拭角度　刮拭角度以有利于减轻被刮拭者的疼痛感和方便刮拭为原则。当刮痧板与刮拭方向的角度大于45°时，会增加疼痛感，所以刮拭角度应小于45°。在疼痛敏感的部位，最好小于15°。

按压力　刮拭过程中要始终保持一定按压力，但按压力也不是越大越好，要根据具体体质、病情和局部解剖结构区别对待。用重力刮痧时，需逐渐加大按压力，使身体适应，以减轻疼痛感。

刮拭速度　刮拭速度应平稳、均匀，不要忽快忽慢。疼痛感与刮拭速度有关，刮拭速度越快，疼痛感越重；速度越慢，疼痛感越轻。

刮拭长度　一般以穴位为中心，刮拭总长度为8～15cm，以大于穴区范围为原则。如果需要刮拭的经脉较长，可分段刮拭。

随证操作，刮痧手法有补泻

刮痧疗法的补泻作用，取决于操作力量的轻重、速度的急缓、时间的长短、刮拭的方向以及作用的部位等诸多因素，而上述动作的完成都是依靠手法的技巧来实现。只有手法运用巧妙，才能充分发挥刮痧的治疗作用，收到事半功倍的疗效。

"虚者补之，实者泻之"，这是中医治疗的基本法则之一。补和泻是治疗上的两个重要原则。"补"，主要用于治疗虚证；"泻"，主要用于治疗实证。从表面上看，刮痧疗法虽无直接补泻物质进入或排出机体，但依靠手法在体表一定部位的刺激，可起到促进机体功能或抑制其亢进的作用，这些作用属于补和泻的范畴。

⊙ 刮痧补法

刮痧补法的刮拭按压力小，速度慢，每一板的刺激时间较长，辅以具有补益及强壮功能的穴、区、带，能使人体正气得以鼓舞，使低下的功能恢复旺盛，临床常用于年老、久病、体虚或形体瘦弱之虚证及对疼痛特别敏感的患者。

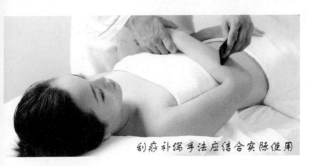

刮痧补泻手法应结合实际使用

⊙ 刮痧泻法

泻法是运板压力大、板速快、每一板的刺激时间短，能疏泄病邪、使亢进的功能恢复正常的运板法，临床常用于年轻体壮、新病体实、急病患者。当出现某种功能异常或亢进之证候，如肌肉痉挛、抽搐、神经过敏、疼痛、热证、实证等时，以泻法运板刮之，可使之缓解，恢复正常功能。

⊙ 刮痧平补平泻法

平补平泻法是补和泻手法的结合，按压力适中，速度不快不慢，刮拭时间也介于补法和泻法之间的一种通调经络气血的刮痧运板法，是刮痧临证时最常用的运板法。适用于虚实兼见证的治疗和正常人保健。

谨记刮痧的注意事项

刮痧时，皮肤局部汗孔开泄，所以，刮痧的时候要注意一些小细节，从细节处保护好身体。

1 避风和注意保暖很重要

刮痧时皮肤汗孔处于开放状态，如遇风寒之邪，邪气会直接进入体内，不但影响刮痧的疗效，还会引发新的疾病。因此刮痧半小时后才能到室外活动。

2 刮完痧后要喝1杯热水

刮痧使汗孔开放，邪气排出，会消耗部分体内津液，刮痧后喝1杯热水，可补充水分，还可促进新陈代谢。

3 刮痧3小时内不要洗澡

刮痧后汗孔都是张开的，所以要等汗孔闭合后再洗澡，避免风寒之邪侵入体内。

4 不可一味追求出痧

刮痧时刮至毛孔清晰就能起到排毒的作用，所以，刮拭的时候不要一味追求出痧，以免伤害到皮肤。

不是所有病症都适合刮痧

现代刮痧从工具到理论都有了巨大变化，尤其是理论上选经配穴，辨证施治使其治疗范围大大拓宽。刮痧对于疼痛性疾病、脏腑神经失调的病症具有显著的疗效，但对于危重患者和比较复杂的疾病，则应该采用药物和其他手段来治疗。

刮痧的适应证

①呼吸系统疾病：如感冒、咳嗽、气管炎、哮喘、肺炎等。

②消化系统疾病：如胃病、反胃、呃逆、吐酸、呕吐、急性胃炎、胃肠神经官能症、胆道感染、肠道易激综合征、便秘、腹泻、腹痛等。

③泌尿系统疾病：如泌尿系统感染、尿失禁、膀胱炎等。

④神经系统疾病：如眩晕、失眠、头痛、多汗症、神经衰弱、抑郁症、坐骨神经痛等。

⑤心血管系统疾病：如心悸、高血压等。

⑥运动系统疾病：如网球肘、落枕、肩痛、肋间神经痛、腰痛、肥大性脊柱炎、急性腰扭伤等。

刮痧的禁忌证

①特殊重症：严重心脑血管疾病急性期、肝肾功能不全禁止刮痧。体内有恶性肿瘤的部位，应避开肿瘤部位在其周边刮拭。

②出血、贫血病症：有出血倾向的病症、严重贫血者禁止刮痧。

③特殊人群：女性在妊娠期间、月经期间禁止刮拭腰骶部。

④手术人群：外科手术疤痕处，均应在3个月之后方可进行刮痧疗法。

⑤特殊皮肤：感染性皮肤病、糖尿病皮肤破溃局部禁止刮痧。

痧象是一宝，依痧看健康

在含有毒素的部位刮痧时，由于此处毛细血管的通透性紊乱，刮痧板的压力会使毛细血管破裂，血液就会从破裂的毛细血管渗出。这种渗出毛细血管外，存在于皮肤下组织间的含有毒素的血液就是痧。

刮痧治疗半小时左右，皮肤表面的痧会逐渐融合成片，深层的包块样痧逐渐消失，并逐渐由深部向体表扩散，而深部结节状痧消退比较缓慢。不论是哪一种痧，在刮拭12小时之后，皮肤的颜色均呈青紫色或青黑色。

刮痧后，皮肤毛孔微张，局部皮肤有热感，少数人自觉有寒凉之气排出，有的部位会出现颜色不同的痧象，有时候会在皮肤下深层部位触及大小不一的包块状痧，这些都属于刮痧后的正常痧象，正是这些痧象给你发出了身体不健康的信号。

刮出的痧一般5～7日即可消退。痧消退的时间与出痧的部位、痧的颜色和深浅（即疾病的病位、病性）有密切关系，胸背部、上肢、皮肤表面、颜色比较浅的痧消退较快，下肢、腹部、颜色深的痧以及皮肤深部的痧消退比较缓慢。阴经所出的痧一般较阳经消失缓慢，一般会延迟2周左右。

痧象的出现是一种正常的生理反应。一般有下面几种情况：

- 刮拭后，未出现明显的痧象或只有少量红点，这表明受术者无病。

- 痧象鲜红、呈玫瑰色、大面积，表明受术者体内血热或体内蕴热。

- 痧象鲜红并伴有痛痒感，表明受术者体内有风热。

- 痧象色暗或发紫，表明受术者体内气血瘀滞。

- 痧象发黑或呈黑紫色，天气寒冷时肌肤疼痛，表明体内多血瘀或风寒。

- 痧象在皮肤上出现不久，有少量液体分泌，表明受术者体内有湿气。

- 在刮痧过程中，痧象由深转淡、由暗转红，斑块由片变点，表明病情转轻，治疗有效。

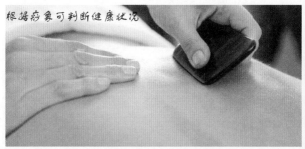

根据痧象可判断健康状况

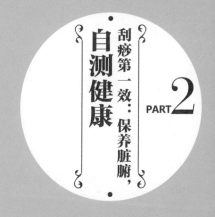

自测健康

刮痧第一效：保养脏腑，

PART 2

刮痧疗法看似简单，
却蕴含着深刻的医理。
通过对皮肤的刮拭刺激，
能畅达气血，保养脏腑，
激发生命的活力。
同时，人体气血的很多微小变化也都会暴露无遗，
这就是刮痧特有的诊断方法。

养护你的小心脏

在人的组织器官中，有些器官根据人的日常生活规律是可以得到休息的，但人的心脏从生命形成一直到死亡前一直在有规律地跳动。所以，我们要学会保护自己的小心脏。

⊙ 你的心脏健康吗？

心功能不好的表现有很多，而且个人的表现又各不相同，但大体上有以下几种：

不能平卧

不能平卧是具有典型意义的心脏病表现，早期可能只有把枕头抬高才能睡觉，否则就会感觉胸闷，后期常有不能平卧，或夜间憋醒，必须坐起来才能缓解的情况。

心慌、气短

如做一般性家务或连续爬上三层楼，就感到心跳明显加快，并且出现呼吸急促、胸闷等症状，常是心脏储备功能减弱的表现。

胸痛

胸痛是最常见的心脏病信号，常位于胸骨后，是一种紧缩性压榨性疼痛，常可放射至左肩、左臂，持续时间较短。有些人表现不典型，有时只是感到气不够用，或心窝难受。

局部发紫

口唇、鼻尖、耳垂、指端等部位颜色发紫，是有些心脏病的特征，如肺源性心脏病、发绀型先天性心脏病，这是血流不畅的表现，说明心功能减退。

心律失常

自测脉搏如发现不规则乱跳，或出现脉搏过速，心跳次数大于100次/min，或过慢，心跳次数小于60次/min，都可能是心脏病的信号。

下肢水肿

下肢出现水肿，在水肿处用手指一压就会出现一个坑，早期发现在足背、脚趾、距小腿关节（踝关节）处，是心功能不全的表现之一。

⊙ 心脏的保健刮痧法

在人的五脏六腑中，心属君主之官，全身气血的运行要靠心脏的有力跳动来完成。要学会保护自己的心脏，就要学会心脏的保健刮痧法，疏解心烦气闷，养心安神。

【选穴分析】

刺激人体某些穴位可以保养心脏，疏解心烦气闷，有助于睡眠，能达到安神的效果。安眠可镇惊安神、宁心助眠；肝俞能疏肝通络、理气解郁，解除心中烦闷；胆俞可散胆腑之热，安定心神；涌泉可泄热宁神、苏厥开窍。诸穴合用，共奏养心安神之功。

穴位定位

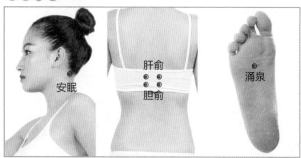

安眠　肝俞　胆俞　涌泉

特效刮痧疗法

1 **角刮▶ 安眠**

用角刮法刮拭安眠30次，力度略轻，可不出痧。

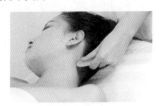

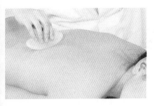

2 **面刮▶ 肝俞**

用面刮法刮拭肝俞30次，力度略重，以出痧为度。

3 **面刮▶ 胆俞**

用面刮法刮拭胆俞30次，力度略重，以出痧为度。

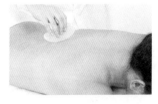

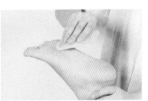

4 **角刮▶ 涌泉**

用角刮法刮拭涌泉30次，力度适中，可不出痧。

后天之本养脾胃

脾为脏，胃为腑，它们虽然是两个独立的器官，但关系却极为亲密。我们吃下去的食物先由胃初步研磨、消化，再由脾进行再次消化，取精华、去糟粕，把食物中的营养物质转运至全身。

⊙ 脾胃健康与否的表现

脾胃出了毛病，症状主要可概括成8个字：纳呆、腹胀、腹泻、便溏。即不想吃饭、吃饭不香；不吃不胀，吃一点东西就发胀；拉肚子，水和粪能分开称为"腹泻"，水和粪均匀混合称为"便溏"。仔细观察肤色、五官、生活状态，也能看出脾胃问题。

1 脸色发黄

一个人的脸色暗淡发黄，可能是脾虚，主要表现为吃饭不香，饭后肚子发胀，有腹泻或便溏症状。如果没有及时治疗，脸色就会逐渐变成"萎黄"，即脸颊发黄、消瘦枯萎，这是因为脾的气和津液都不足，不能给身体提供足够营养造成的。与萎黄相反是黄胖，即面色发黄且有虚肿。

2 鼻头发红

用手摸摸鼻头会发现有一个小坑，以小坑为中心，周围就是反映脾脏生理功能、病理变化最明显的区域。鼻头发红是脾胃有热证，此证患者特别能吃，消化吸收不好。

3 口唇无血色、干燥

脾胃有问题会表现在口唇上。一般来说，脾胃很好的人，其嘴唇红润、干湿适度、润滑有光泽。反过来说，如果一个人的嘴唇干燥、脱皮、无血色，那就说明脾胃不好。

4 睡觉时会流口水

一个人的脾气充足，涎液才能正常传输，帮助我们吞咽和消化，涎液也会老老实实待在口腔里，不会溢出。一旦脾气虚弱，"涎"就不听话了，睡觉时会流口水。

5 便秘

正常情况下，人喝进去的水通过脾胃运化，才能成为各个脏器的津液，如果脾胃运化能力减弱，就会导致大肠动力不足，继而造成功能性便秘。

⊙ 脾胃的保健刮痧法

脾胃健运，能让身体气血充足，但快节奏的现代生活中，不健康的生活习惯，让原本脆弱的脾胃更不堪重负。所以，我们要学会保健脾胃的刮痧法，好好养护后天之本。

【选穴分析】

刺激人体某些穴位可以保养脾胃，调节脾胃功能。中脘能和胃健脾、降逆利水，为胃之募穴，治病尤以胃的疾患为先；脾俞能健脾和胃；胃俞能和胃降逆、健脾助运；足三里能生发胃气、燥化脾湿。诸穴合用，共奏健脾养胃之功。

穴位定位

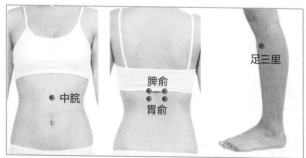

足三里

脾俞

胃俞

中脘

——— 特效刮痧疗法 ———

1 **平刮▶ 中脘**
用平刮法从上往下刮拭中脘30次，力度适中，可不出痧。

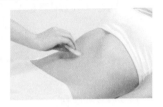

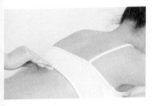

2 **面刮▶ 脾俞**
用面刮法刮拭脾俞10~15次，力度略重，以出痧为度。

3 **面刮▶ 胃俞**
用面刮法刮拭胃俞10~15次，力度略重，以出痧为度。

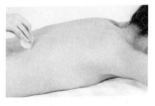

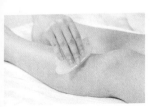

4 **面刮▶ 足三里**
用面刮法从上往下刮拭足三里30次，力度适中，以潮红、出痧为度。

呼吸吐纳，先调肺脏

肺吸入自然界的清气，呼出体内的浊气，实现了体内外气体的交换，通过不断地呼浊吸清，吐故纳新，促进气的生成，调节着气的升降出入运动，从而保证了人体新陈代谢的正常进行。

⊙ 从外在表现观测肺脏健康

肺是我们身体的重要器官，对身体的正常运行起着非常重要的作用。随着现在大气的污染，肺部的保健已经成为了大众都热衷的方向。那么，肺失健康有何前兆呢？

●皮肤呈晦暗锈色

肺脏是最易积存毒素的器官之一，每天的呼吸都会将空气中飘浮的细菌、病毒、粉尘等有害物质带入肺脏。中医认为肺管理全身的皮肤，皮肤是否润泽、白皙，都要靠肺的良好功能。当肺中毒素比较多时，毒素会随着肺的作用沉积到皮肤上，使肤色看起来没有光泽，呈晦暗的锈色，皮肤粗糙，毛孔大。建议平时在空气清新的地方做深呼吸，然后主动咳嗽几声，这样可以帮助肺脏排毒，也可以多吃些有利肺脏的食物，如萝卜、百合等。

●咳嗽

肺不好的主要症状是咳嗽。肺咳是以咳嗽为主症，比如感冒、咽炎等；喘息有音可见于肺炎、支气管哮喘等病。此外，咳嗽是肺癌早期最常见的症状，但也有一些人没有任何症状，即所谓的"肺外症状"。这类"肺外症状"具有极大的欺骗性，很容易被忽略。

●多愁善感，容易悲伤

中医认为"肺在志为悲"。毒素在肺，会干扰肺内的气血运行，使得肺脏不能正常舒畅胸中的闷气，被压抑得多愁善感起来。

●印堂出现病色

印堂的正常气色比周围的气色略微偏白，白里透红最好。如果印堂不是白里透红，而是变成了苹果一样的鲜红色，说明肺有热；如果印堂发白，可能是肺气虚。

●胸闷、气急，憋气差

用不紧不慢的速度一口气登上三楼，即感到明显的气急与胸闷；深吸气后憋气，达30秒表示肺功能很好，达20秒以上者也不错，20秒以下说明肺功能较差。

⊙ 肺脏的保健刮痧法

在当今污染严重的空气下，正视肺的健康，显得尤为重要。肺部不好，不仅会引起咳嗽和呼吸道疾病，还会影响你的容颜！学好肺脏的刮痧保健法显得尤其重要。

【选穴分析】

刺激人体某些穴位可以保养肺脏，调节呼吸系统功能。膻中为治疗胸闷气急的要穴，能活血通络、清肺止喘；太渊能止咳化痰、通调血脉；列缺能宣肺理气、利咽宽胸、通经活络；肺俞能调补肺气、补虚清热。诸穴合用，共奏宣肺理气之功。

穴位定位

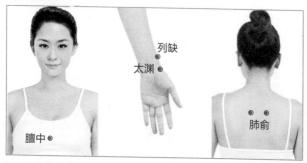

特效刮痧疗法

1　角刮▶ 膻中

用角刮法从上到下刮拭膻中30次，力度适中，可不出痧。

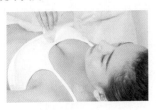

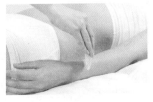

2　角刮▶ 太渊

用角刮法刮拭太渊30次，力度略重，以出痧为度。

3　面刮▶ 列缺

用面刮法刮拭列缺30次，力度略重，以出痧为度。

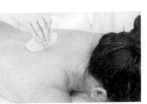

4　面刮▶ 肺俞

用面刮法自上而下刮拭肺俞30次，力度略重，以出痧为度。

刮痧可让肝胆相照

中医有"五脏六腑"的说法，肝脏属于"五脏"的序列，而与之对应的"腑脏"正是胆腑。肝主疏泄，胆主通降。胆汁的正常排泄，依靠肝的疏泄功能，而肝脏功能失常，势必影响胆汁的分泌和排泄。

⊙ 肝胆健康与病变的表现

肝胆的常见疾病有肝炎、脂肪肝等，当这些疾病检查出来时问题已经很严重了，如果平时多用心观察自己的身体症状，就可以对肝胆进行及时保护与防范。

肝胆代谢异常

肝胆功能异常导致凝血因子合成异常，可致牙龈出血、鼻出血等出血疾病；导致激素代谢异常，可致性欲减退、男性乳房发育、女性月经失调、皮肤小动脉扩张等。

饭后口腔味苦

感觉口腔味苦，特别是饭后明显，可能是由于胆汁疏泄出现问题。这是胆囊功能障碍的一个症状。同时应排除不良病理情况如胆汁淤积、胆石症等。

出现肝胆病面容

表现为面色暗黑、黄褐无华、粗糙、唇色暗紫等，还可引起颜面毛细血管扩张、蜘蛛痣。

巩膜发黄

"巩膜发黄"是诊断肝胆疾病的重要依据，甚至可见体表皮肤黄染，更甚者尿、痰、泪液及汗液也被黄染，唾液一般不变色。

吃油腻食物胃不适

食物中的脂类物质需要肝脏产生胆汁和胆囊释放胆汁进行适当乳化和消化。如果吃油腻食物后感觉胃不适，说明须要对胆囊功能进行支持，胆汁需要稀释。

大便黏马桶或油脂光泽

大便黏马桶或油脂光泽是肝胆功能障碍的指征，脂肪需要肝脏分泌和胆囊释放足够量的胆汁进行乳化才能吸收。

⊙ 肝胆的保健刮痧法

肝胆是人体重要的器官，肝胆也是非常脆弱的，容易受到各种疾病的侵袭，威胁着我们身体的健康。要保护肝胆，就要少吃动物油和油炸食品，还要学会肝胆的保健刮痧法。

【选穴分析】

刺激人体某些穴位可以保养肝胆，缓解肝胆区疼痛。期门能疏肝健脾、理气活血，增强肝脏的排毒功能；日月能疏肝利胆、降逆和胃；肝俞能通络利咽、疏肝理气、益肝明目；阳陵泉能疏肝利胆、舒筋活络。诸穴合用，共奏疏肝利胆之功。

穴位定位

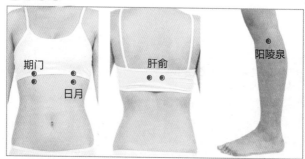

期门

日月

肝俞

阳陵泉

特效刮痧疗法

1 平刮▶ 期门

用平刮法从上向下刮拭期门10～15次，力度适中，可不出痧。

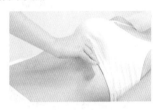

2 角刮▶ 日月

用角刮法由内向外刮拭日月10～15次，力度适中，可不出痧。

3 面刮▶ 肝俞

用面刮法从上向下刮拭肝俞5～10次，以潮红、出痧为度。

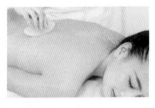

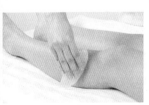

4 面刮▶ 阳陵泉

用面刮法从上往下刮拭阳陵泉30次，力度略重，以出痧为度。

护肾，护先天之本

如果把人体比作一个运转的公司，肾脏绝对是那个默默干活、任劳任怨的好员工。

⊙ 你的肾还好吗？

肾脏疾病一旦发生，大部分会造成不可逆的损伤，但只要你稍微留意，便会发现蛛丝马迹，千万不要忽视了肾脏发出的这些求救信号。

●尿量变化

正常人每天排尿1000～2000毫升，平均1500毫升，如果没有大量出汗、发热等使体内液体成分减少的原因，尿量变少，可能是肾脏疾病的表现。如果夜尿多次，而睡前喝的水并不多，更要警惕肾脏病变。

●水肿

肾脏是人体代谢水的器官，肾不好，水就会蓄积。有的人早上起来发现眼皮水肿，或者双脚、双腿水肿，都要考虑肾脏是否出现问题。

●腰腹疼痛

无明确原因的腰背疼痛应去医院检查肾脏、脊椎及腰背部肌肉等情况，明确原因，及早诊治。

⊙ 肾脏的保健刮痧法

肾脏是我们生命的根本，只要保养好肾脏，就好像有了茁壮的根和主枝干，叶子想要不茂盛都难。我们可以通过肾脏的保健刮痧法来补肾强精，大家不妨学以致用。

【选穴分析】

刺激人体某些穴位可以保养肾脏，补充肾气。命门能温补肾阳、健腰益肾；肾俞能培补肾元，促进肾脏的血流量，改善肾脏的血液循环，达到强肾护肾的目的；关元能培元固本、降浊升清；太溪能壮阳强腰、滋阴益肾。诸穴合用，共奏补肾强腰之功。

穴位定位

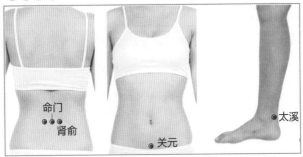

命门

肾俞

关元

太溪

特效刮痧疗法

1 **面刮▸命门**
用面刮法刮拭命门 10～15次，刮至皮肤 有热感为宜。

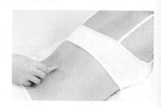

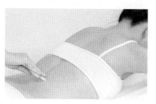

2 **面刮▸肾俞**
用面刮法刮拭肾俞 10～15次，力度略 重，以出痧为度。

3 **面刮▸关元**
用面刮法从上到下刮 拭关元30次，力度适 中，以出痧为度。

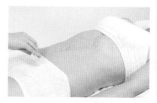

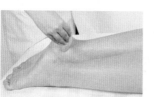

4 **角刮▸太溪**
用角刮法从上到下刮 拭太溪30次，以出痧 为度。

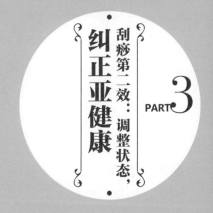

纠正亚健康

刮痧第二效：调整状态，

PART 3

长期处于亚健康状态对人体危害巨大，
如果不重视非常容易引起身心疾病。
利用小小的一块刮痧板，
在肌肤上轻重舒缓、简简单单地一刮，
调动的却是简单之下厚积的医学底蕴，
调整状态，做好预防保健，
将健康、美丽掌握在自己手中。

头痛 ▶通络祛疼痛

头痛是一种常见的病症，痛感有轻有重，疼痛时间有长有短，形式也多种多样，常见的有胀痛、闷痛、针刺样痛。无论是肝阳上亢还是瘀血阻络引起的头痛，均可使用刮痧疗法。

【依症状探疾病】

● **肝阳上亢型：**头胀痛伴眩晕，心烦失眠，两胁窜痛，每因情绪激动、恼怒而诱发，口苦。

● **瘀血阻络型：**头痛迁延日久，或头有外伤史，痛有定处如锥刺，日轻夜重，病程较长，反复发作。

穴位定位

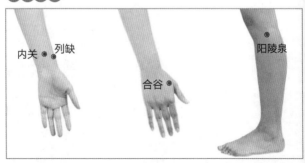

内关　列缺　　合谷　　　　　阳陵泉

特效刮痧疗法

1 面刮▸内关
用刮痧板的厚边棱角面侧刮拭内关30次，力度微重，以出现红色痧点为度。

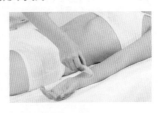

2 角刮▸列缺
用角刮法刮拭列缺30次，力度微重，速度适中，以出痧为度。

3 角刮▸合谷
用刮痧板的角部刮拭合谷30次，力度微重，速度适中，以出痧为度。

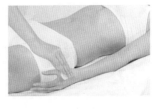

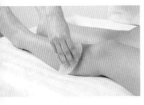

4 面刮▸阳陵泉
用刮痧板的面侧由上至下刮拭阳陵泉30次，以出痧为度。

临证加减 **肝阳上亢者**

1 **角刮▸风池**

用刮痧板的角部从上往下刮拭风池10～15次，以出痧为度。

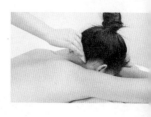

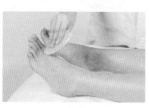

2 **角刮▸太冲**

用角刮法从上往下刮拭太冲，重复20～30次，以出痧为度。

临证加减 **瘀血阻络者**

1 **面刮▸血海**

用面刮法刮拭血海穴30次，以出痧为度。

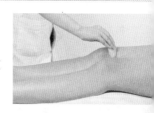

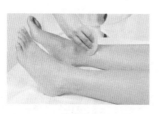

2 **立刮▸三阴交**

用立刮法刮拭三阴交30次，自上而下刮至皮肤发红。

偏头痛 ▶止痛清头目

偏头痛以发作性中重度搏动样头痛为主要表现，头痛多为偏侧，可伴有恶心、呕吐等症状。无论是风寒入络还是肝气郁结引起的偏头痛，均可使用刮痧疗法。

【依症状探疾病】

● **风寒入络型**：头痛偏于头部一侧或全头痛，痛因感受风寒而诱发，呈跳痛或掣痛。

● **肝气郁结型**：头痛偏于头部一侧，呈胀痛，伴眩晕、心烦失眠、两胁窜痛。

穴位定位

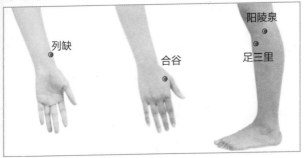

列缺

合谷

阳陵泉

足三里

特效刮痧疗法

1 面刮▸列缺

找到列缺，以刮痧板的厚边为着力点，施以旋转回环的连续刮拭动作30次。

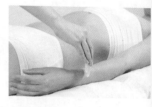

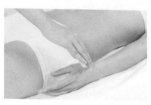

2 角刮▸合谷

用角刮法刮拭合谷30次，力度适中，可不出痧。

3 立刮▸阳陵泉

用刮痧板以90°的倾斜角从上至下刮拭阳陵泉30次，刮至出现痧痕为止。

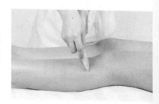

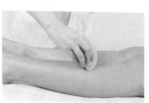

4 立刮▸足三里

用立刮法从上至下刮拭足三里30次，力度由轻到重，刮至皮肤出现痧痕为止。

临证加减 ⵊ **风寒入络者**

1 **角刮 ▶ 风池**

用角刮法刮拭风池30次，力度适中，以出痧为度。

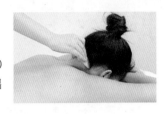

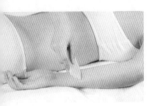

2 **面刮 ▶ 支正**

用面刮法刮拭支正30次，力度由轻渐重，以出痧为度。

临证加减 ⵊ **肝气郁结者**

1 **面刮 ▶ 肝俞**

用面刮法刮拭肝俞30次，力度略重，以出痧为度。

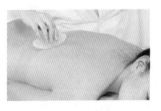

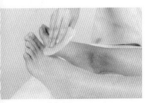

2 **角刮 ▶ 太冲**

用角刮法刮拭太冲30次，力度适中，以出痧为度。

眩晕 ▶利肝化痰湿

眩晕有中枢性、周围性之分。前者是由脑组织、脑神经疾病引起，如高血压；后者发作时多伴有耳鸣、恶心。无论是肝阳上亢还是痰湿中阻引起的眩晕，均可使用刮痧疗法。

【依症状探疾病】

●肝阳上亢型：眩晕兼见面红耳赤、视物模糊、耳鸣、烦躁易怒。

●痰湿中阻型：视物旋转，头重如裹，时常恶心反胃，偶有呕吐痰涎。

穴位定位

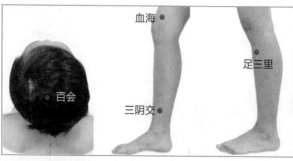

血海

足三里

百会

三阴交

特效刮痧疗法

1 **面刮▶百会**

找到百会，用刮痧板的厚边棱角面侧刮拭30次，由浅入深缓慢地加重力度。

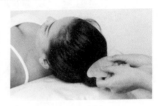

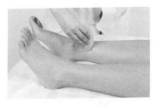

2 **角刮▶血海**

用刮痧板的角部由上向下刮拭血海30次，以出痧为度。

3 **角刮▶三阴交**

用角刮法从上往下刮拭三阴交30次，力度稍重，以出痧为度。

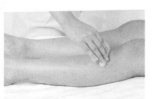

4 **面刮▶足三里**

找到足三里，以刮痧板的厚边棱角边侧为着力点，重刮30次，以出痧为度。

临证
加减 **肝阳上亢者**

1 **面刮▸ 肝俞**

用面刮法刮拭肝俞，重复20~30次，刮至不再出现新痧为止。

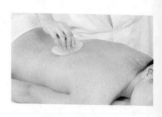

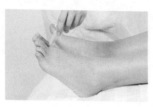

2 **角刮▸ 行间**

用角刮法轻轻刮拭行间2~3分钟。

临证
加减 **痰湿中阻者**

1 **面刮▸ 脾俞**

用面刮法自上往下刮拭脾俞30次，手法连贯，一次刮完。

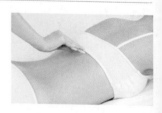

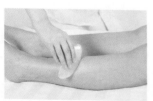

2 **面刮▸ 丰隆**

用面刮法刮拭丰隆3分钟，以出痧为度。

失眠 ▶滋阴祛痰热

失眠是指无法入睡或无法保持睡眠状态，虽不属于危重疾病，但影响人们的日常生活。无论是阴虚火旺还是痰热内扰引起的失眠，均可使用刮痧疗法。

【依症状探疾病】

●**阴虚火旺型：**心烦失眠，心悸不安，头晕，耳鸣，健忘，腰酸梦遗，五心烦热，口干津少。

●**痰热内扰型：**失眠，胸闷，头痛，心烦口苦，视物模糊，痰黏难咳。

穴位定位

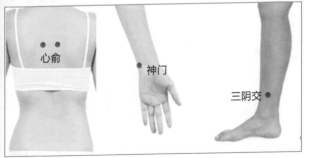

心俞　神门　三阴交

特效刮痧疗法

1 **面刮▸ 心俞**
找到心俞，用面刮法从上往下刮拭30次，力度适中，以出现红色痧点为度。

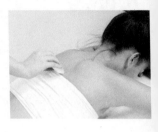

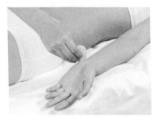

2 **面刮▸ 神门**
用面刮法刮拭神门30次，力度轻柔，可不出痧。注意避开骨头，以免局部产生疼痛感。

3 **角刮▸ 三阴交**
用角刮法从上至下刮拭三阴交30次，以出痧为度。

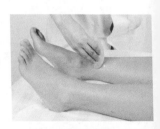

临证
加减 **阴虚火旺者**

1 面刮 ▶ 肾俞

用面刮法刮拭肾俞20～30次，刮至不再出现新痧为止。

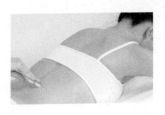

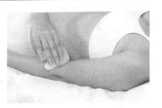

2 角刮 ▶ 太溪

用角刮法刮拭太溪穴30次，力度适中，以出痧为度。

临证
加减 **痰热内扰者**

1 面刮 ▶ 曲池

用刮痧板的边缘由上往下刮拭曲池30次，以出痧为度。

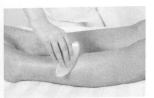

2 面刮 ▶ 丰隆

用面刮法刮拭丰隆穴30次，力度适中，以出痧为度。

胸闷 ▶宽胸调气机

胸闷是一种自觉胸部闷胀及呼吸不畅的自主感觉。轻者可能是神经官能性的，即心脏、肺的功能失去调节引起的。严重者为心肺二脏的疾患引起，不属于亚健康范畴。

【选穴分析】

胸闷多因邪气扰及胸中所致，可选胸腹部穴位治疗。俞府有止咳平喘之功；中府能清泻肺热、顺气止咳；膻中能活血通络、清肺宽胸；期门能疏肝健脾、理气活血。诸穴合用，可疏肝解郁、宽胸理气，缓解胸闷。

穴位定位

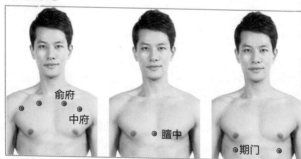

特效刮痧疗法

1 **角刮▸ 俞府**
找到俞府，用刮痧板的角部刮拭30次，以出痧为度。

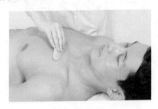

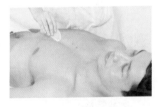

2 **角刮▸ 中府**
用刮痧板的角部刮拭中府30次，力度适中，以出痧为度。

3 **角刮▸ 膻中**
用角刮法从上往下刮拭膻中30次，以出痧为度。

4 **面刮▸ 期门**
用面刮法刮拭期门30次，力度适中，以出痧为度。

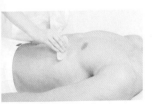

神经衰弱 ▶宁心定神志

神经衰弱是指大脑由于长期情绪紧张及精神压力，从而使精神活动能力减弱的功能障碍性病症，其主要特征是易兴奋，大脑易疲劳，记忆力减退等。

【选穴分析】

神经衰弱病位在心脑，故治疗首选位于颠顶之百会，因本穴入络于脑，可清头目、宁心神；心俞能宽胸理气、通络安神；胆俞能解郁利胆；脾俞能益气养血。诸穴合用，可养心安神，缓解神经衰弱。

穴位定位

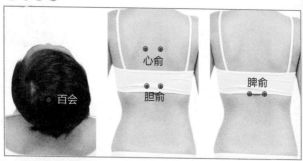

百会　　心俞　　胆俞　　脾俞

特效刮痧疗法

1 **角刮▸百会**
以刮痧板厚边棱角为着力点，向四周呈放射性刮拭，轻刮百会30次。

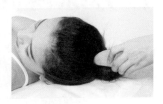

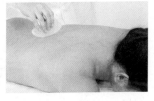

2 **面刮▸心俞**
用面刮法由上至下刮拭心俞30次，至皮肤发红，皮下紫色痧斑、痧痕形成为止。

3 **面刮▸胆俞**
找到胆俞，用面刮法由上至下刮拭30次，至皮肤发红，皮下紫色痧斑形成为止。

4 **面刮▸脾俞**
用面刮法由上至下刮拭脾俞30次，中间不宜停顿，力度适中，以出痧为度。

疲劳综合征 ▶醒神解疲劳

疲劳综合征患者通常心理方面的异常表现要比身体方面的症状出现得早。实际上疲劳感多源于体内的各种功能失调，表现为短期记忆力减退、睡眠后精力不能恢复等。

【选穴分析】

中医学认为本病病机主要在于劳累过度、情志内伤或反复患病，导致肝、脾、肾功能失调。神庭、太阳能清利头目、健脑益神；合谷能通行气血、镇痛宁神。诸穴合用，可宁心安神、驱除疲劳，缓解疲劳综合征。

穴位定位

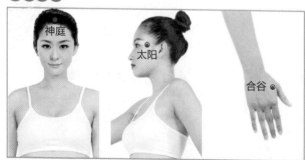

特效刮痧疗法

1 **面刮▸ 神庭**
找到神庭，用面刮法刮拭10～15次，力度适中，以潮红、发热为度。

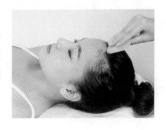

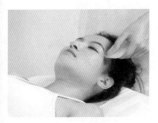

2 **角刮▸ 太阳**
用角刮法轻柔刮拭太阳1～2分钟，以潮红、发热为度，可不出痧。

3 **角刮▸ 合谷**
用角刮法稍用力刮拭合谷10～15次，以局部皮肤潮红为度。

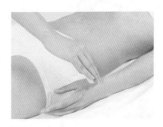

空调病 ▶祛寒健体魄

空调病指长时间在空调环境下工作学习的人，因空气不流通，环境不佳，出现鼻塞、头昏、打喷嚏、乏力等症状，一般表现为疲乏无力、四肢肌肉关节酸痛等。

【选穴分析】

在空调环境中，内外温差及空气不流通，容易出现肺卫不适。选取头部穴位，如太阳、迎香，能疏通经络、祛风散寒、强身健体；风池、大椎为背部穴，能通阳、祛风寒。诸穴合用，可健体祛寒，缓解空调病。

穴位定位

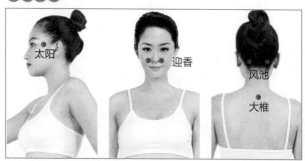

太阳　迎香　风池　大椎

—— 特效刮痧疗法 ——

1 **面刮▸太阳**
用面刮法刮拭太阳，当有酸麻胀痛感，停留5～10秒，然后提起，反复10余次。

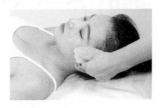

2 **角刮▸迎香**
用角刮法刮拭迎香30次，力度适中，可不出痧。

3 **角刮▸风池**
用角刮法自上而下刮拭风池30次，刮至皮肤出现痧痕为止。

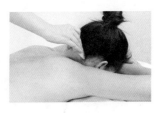

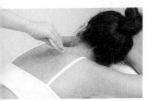

4 **角刮▸大椎**
用角刮法自上而下刮拭大椎30次，刮至皮肤出现痧痕为止。

肥胖症 ▶化痰除积热

肥胖是指一定程度的超重与脂肪层过厚，食物摄入过多或机体代谢改变均可导致体内脂肪积聚过多。无论是气虚痰壅还是胃肠积热引起的肥胖症，均可使用刮痧疗法。

【依症状探疾病】

●**气虚痰壅型**：形体肥胖，动则气短、汗出，肤色少华，精神倦怠，嗜睡，大便溏薄，四肢水肿。

●**胃肠积热型**：形体肥胖，面有油光，胃口极佳，畏热烦躁，口苦咽干，或见尿黄、便秘。

穴位定位

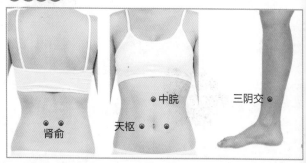

肾俞　中脘　天枢　三阴交

特效刮痧疗法

1 面刮▸肾俞

用面刮法由上至下刮拭肾俞30次，力度稍重，至皮下紫色痧斑形成为止。

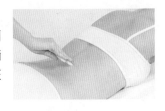

2 角刮▸中脘

用角刮法刮拭中脘30次，由上至下，力度微重，以出痧为度。

3 角刮▸天枢

找到天枢，用角刮法由上至下刮拭30次，可不出痧。

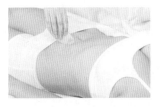

4 面刮▸三阴交

用面刮法重刮三阴交30次，以潮红、发热为度，可不出痧。

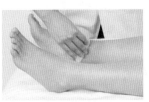

^{临证}_{加减} **气虚痰壅者**

1 面刮▸脾俞

用面刮法从上至下刮拭脾俞10～15次，至皮肤发红为止。

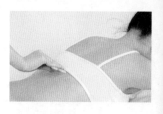

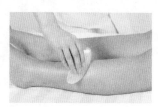

2 面刮▸丰隆

用面刮法刮拭丰隆30次，以出痧为度。

---

^{临证}_{加减} **胃肠积热者**

1 角刮▸合谷

用角刮法由上至下刮拭合谷30次，力度微重，以出痧为度。

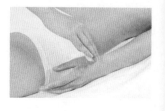

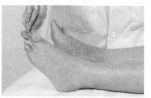

2 角刮▸内庭

用角刮法刮拭内庭30次，以出痧为度。

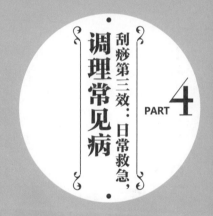

PART **4**

调理常见病

刮痧第三效：日常救急，

在祖国医学土壤中成长起来的刮痧疗法，
经多代人承前启后的努力，
得到长足的发展，
根深且叶茂，
以最简单、最直接、最生动的治疗方式
给无数人驱走日常小病痛，
带来健康。

感冒 ▶祛风散寒热

感冒，中医称为"伤风"，是一种由多种病毒引起的呼吸道常见病，秋冬季节发生较多。无论是风寒侵袭还是风热侵袭引起的感冒，均可使用刮痧疗法。

【依症状探疾病】

●**风寒侵袭型：**头痛，肢体酸痛，鼻塞声重，咳嗽流涕，痰液稀薄，恶寒发热或不发热，无汗。

●**风热侵袭型：**发热汗出，微恶风寒，头痛，头昏，咳嗽痰稠，鼻塞涕浊，口渴咽痛。

穴位定位

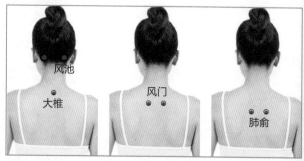

特效刮痧疗法

1 角刮▸风池

找到风池，用刮痧板的角部由上向下刮拭30次，力度由轻到重，以出痧为度。

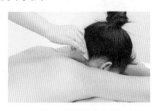

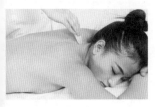

2 角刮▸大椎

用角刮法由上向下刮拭大椎30次，以出痧为度。

3 面刮▸风门

用刮痧板的侧边由上向下刮拭风门30次，反复刮至皮肤出现痧痕为止。

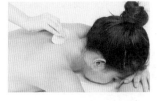

4 面刮▸肺俞

用面刮法刮拭肺俞30次，力度由轻到重，反复刮至出痧为止。

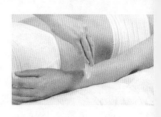

临证
加减 ▸ **风寒侵袭者**

1 **面刮▸ 列缺**

用刮痧板的厚边棱角面侧刮拭列缺30次，力度微重。

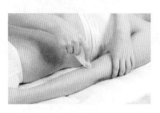

2 **角刮▸ 尺泽**

用角刮法由里向外刮拭尺泽30次，以潮红、出痧为度。

临证
加减 ▸ **风热侵袭者**

1 **面刮▸ 曲池**

用面刮法刮拭曲池30次，力度适中，以出痧为度。

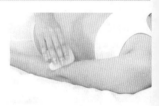

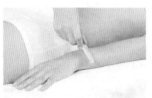

2 **面刮▸ 外关**

用面刮法刮拭外关30次，以出痧为度。

咳嗽 ▶护肺除外邪

咳嗽是呼吸系统疾病的主要症状，中医认为咳嗽是因外感六淫，影响于肺所致的有声有痰之症。无论是风寒袭肺还是风热犯肺引起的咳嗽，均可使用刮痧疗法。

【依症状探疾病】

●**风寒袭肺型**：咳嗽声重，痰稀色白，伴恶寒发热，无汗，头身疼痛。

●**风热犯肺型**：咳嗽频繁剧烈，咳痰，痰色黄，质稠，咽痛，小便黄。

穴位定位

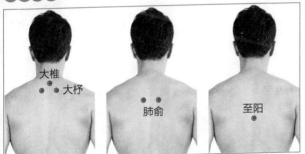

大椎　大杼　肺俞　至阳

特效刮痧疗法

1 **角刮 ▶ 大椎**
找到大椎，用角刮法刮拭20次，力度轻柔，速度缓慢，可不出痧。

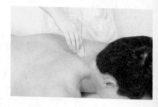

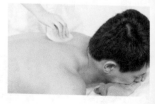

2 **面刮 ▶ 大杼**
用面刮法刮拭大杼30次，力度微重，速度适中，以出痧为度。

3 **面刮 ▶ 肺俞**
找到肺俞，用面刮法刮拭30次，力度适中，以出痧为度。

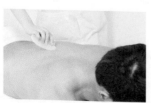

4 **角刮 ▶ 至阳**
用刮痧板的角部反复刮拭至阳30次，力度适中，速度适中，可不出痧。

临证
加减 ▶ **风寒袭肺者**

1 面刮 ▶ **风门**
用面刮法刮拭风门30
次，以出痧为度。

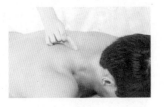

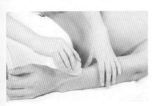

2 角刮 ▶ **列缺**
用角刮法刮拭列缺30
次，力度适中，以出
痧为度。

临证
加减 ▶ **风热犯肺者**

1 面刮 ▶ **曲池**
用面刮法刮拭曲池30
次，以出痧为度。

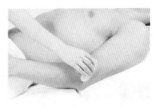

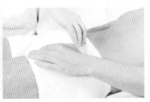

2 角刮 ▶ **合谷**
用刮痧板的角部刮拭
合谷30次，力度适
中，以出痧为度。

打嗝 ▶除积清胃火

打嗝，中医称为呃逆，指气从胃中上逆，喉间频频作声，声音急而短促，是生理上常见的一种现象。无论是胃火上逆还是胃寒积滞引起的打嗝，均可使用刮痧疗法。

【依症状探疾病】

● **胃火上逆型：**打嗝声洪亮有力，冲逆而出，口臭烦渴，多喜冷饮，脘腹满闷，大便秘结，小便短赤。

● **胃寒积滞型：**打嗝声沉缓有力，膈间及胃脘不舒，得热则减，遇寒则甚，食欲不振，口不渴。

穴位定位

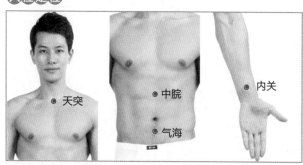

天突　　中脘　　气海　　内关

特效刮痧疗法

1 角刮▸ 天突

找到天突，以刮痧板的厚边棱角刮拭30次，可不出痧。

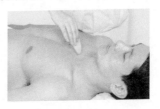

2 角刮▸ 中脘

以刮痧板的厚边棱角刮拭中脘30次，由上至下，中间不宜停顿，一次刮完。

3 角刮▸ 气海

用角刮法刮拭气海30次，至皮肤发红，皮下紫色痧斑、痧痕形成为止。

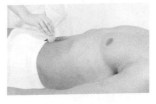

4 角刮▸ 内关

用角刮法重刮内关30次，由上至下，中间不宜停顿，一次刮完，以出痧为度。

临证
加减 **胃火上逆者**

1 **角刮▸合谷**

用角刮法刮拭合谷30次，以局部皮肤出现痧痕为度。

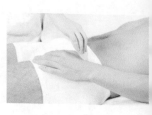

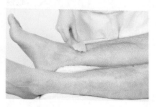

2 **角刮▸三阴交**

用角刮法刮拭三阴交30次，力度适中，以出痧为度。

临证
加减 **胃寒积滞者**

1 **角刮▸关元**

用角刮法刮拭关元30次，以局部皮肤潮红为度。

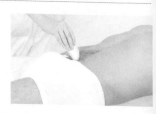

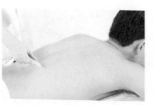

2 **面刮▸胃俞**

用面刮法刮拭胃俞穴30次，力度适中，以出痧为度。

呕吐 ▶疏肝祛痰饮

呕吐是临床常见病症，既可单独为患，亦可见于多种疾病，是机体的一种防御反射动作。无论是痰饮内阻还是肝气犯胃引起的呕吐，均可使用刮痧疗法。

【依症状探疾病】

● **痰饮内阻型：** 呕吐多为清水痰涎，胃脘满闷，吃饭不香，头眩，心悸。

● **肝气犯胃型：** 呕吐吞酸，嗳气频繁，胸胁闷痛，呕吐后胸闷有所缓解。

穴位定位

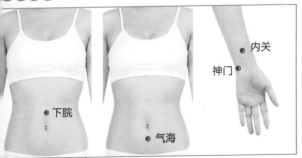

内关

神门

下脘

气海

—— 特效刮痧疗法 ——

1 角刮▸下脘

找到下脘，用刮痧板的角部自上而下刮拭30次，力度适中，以出痧为度。

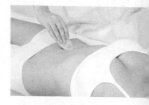

2 角刮▸气海

用刮痧板的角部自上而下刮拭气海30次，力度适中，速度均匀，可不出痧。

3 面刮▸内关

用面刮法重刮内关30次，自上而下刮拭，以出痧为度。

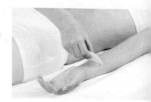

4 面刮▸神门

用面刮法自上而下重刮神门30次，以出痧为度。

临证加减 ▶ **痰饮内阻者**

1 面刮 ▶ 脾俞

用面刮法刮拭脾俞30次，力度适中，以出痧为度。

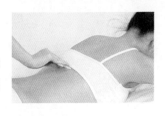

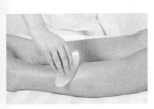

2 面刮 ▶ 丰隆

用面刮法刮拭丰隆30次，力度适中，以出痧为度。

临证加减 ▶ **肝气犯胃者**

1 面刮 ▶ 肝俞

用面刮法从上往下刮拭肝俞30次，以出痧为度。

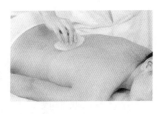

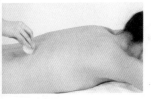

2 面刮 ▶ 胃俞

用面刮法从上往下刮拭胃俞30次，以出痧为度。

胃痛 ▶散寒助消化

胃痛是指上腹胃脘部近心窝处发生疼痛，引起胃痛的疾病原因有很多，常见于急、慢性胃炎，胃下垂等疾病。无论是寒邪客胃还是饮食停滞引起的胃痛，均可使用刮痧疗法。

【依症状探疾病】

●**寒邪客胃型：** 胃脘疼痛剧烈，畏寒喜暖，局部热敷痛减，口不渴或喜热饮。

●**饮食停滞型：** 胃脘胀闷，甚则疼痛，打嗝反酸，呕吐未消化食物，吐后痛减，或大便不爽。

穴位定位

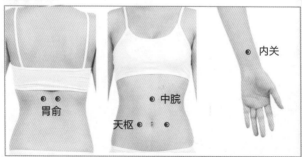

胃俞　中脘　天枢　内关

特效刮痧疗法

1 **面刮▸胃俞**
找到胃俞，用刮痧板的厚边棱角边侧刮拭30次，以出痧为度。

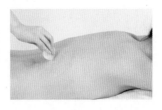

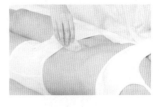

2 **角刮▸中脘**
用角刮法由上向下刮拭中脘30次，力度适中，可不出痧。

3 **角刮▸天枢**
用角刮法刮拭天枢30次，力度适中，可不出痧。

4 **角刮▸内关**
用角刮法由上向下刮拭内关30次，以出痧为度。

临证加减 **寒邪客胃者**

1 角刮 ▸ 上脘

用角刮法从上往下刮拭上脘30次，力度稍重，以出痧为度。

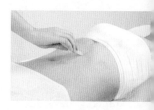

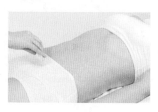

2 面刮 ▸ 关元

用面刮法刮拭关元30次，力度轻柔，以潮红为度。

临证加减 **饮食停滞者**

1 角刮 ▸ 梁门

用角刮法刮拭梁门30次，以出痧为度。

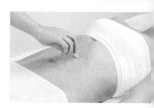

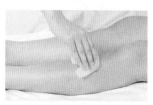

2 角刮 ▸ 足三里

用角刮法刮拭足三里30次，以出痧为度。

腹胀 ▶调肝通腑气

腹胀是常见的消化系统症状，当胃肠道内产气过多，而肠道内的气体又不能从肛门排出体外时，则可导致腹胀。无论是腑气不通还是肝气郁滞引起的腹胀，均可使用刮痧疗法。

【依症状探疾病】

●**腑气不通型**：腹部胀满、疼痛，不能按压，按压则胀痛加重，伴便秘、口臭。

●**肝气郁滞型**：脘腹胀满疼痛，痛及两胁，多因情志不畅诱发或加重，或伴见呕吐吞酸，嗳气频作。

穴位定位

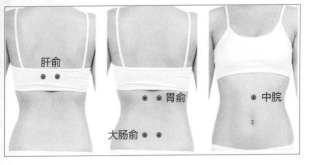

肝俞

胃俞

大肠俞

中脘

特效刮痧疗法

1 面刮▸ 肝俞

用刮痧板的厚边边侧由上至下刮拭肝俞，一次刮完30次，至皮肤发红为止。

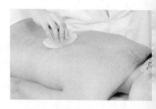

2 面刮▸ 胃俞

用面刮法刮拭胃俞30次，力度适中，以出痧为度。

3 面刮▸ 大肠俞

用面刮法刮拭大肠俞30次，一次刮完，不可逆刮。

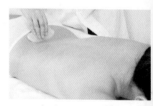

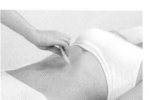

4 面刮▸ 中脘

用面刮法从上至下重刮中脘30次，以出痧为度。

临证
加减 **腑气不通者**

1 面刮 ▸ 天枢

用面刮法从上往下刮
拭天枢3~5分钟，以
出痧为度。

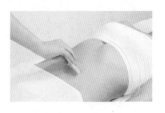

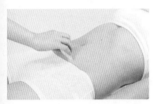

2 面刮 ▸ 气海

用面刮法刮拭气海30
次，力度适中，以潮
红为度。

临证
加减 **肝气郁滞者**

1 面刮 ▸ 期门

用面刮法刮拭期门30
次，可不出痧。

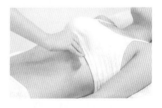

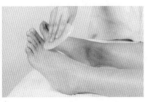

2 角刮 ▸ 太冲

用角刮法刮拭太冲30
次，以出痧为度。

消化不良 ▶理气健脾胃

消化不良是由胃动力障碍所引起的疾病，也包括胃蠕动不好的胃轻瘫和食管反流。长期的消化不良易导致肠内平衡被打乱，出现腹泻、便秘、腹痛和胃癌等。

【选穴分析】

脾气虚弱，或肝脾不和，都会造成消化不良。所以治疗该病重在行气助运或益气健脾。肝俞能理气疏肝；脾俞能健脾和胃、利湿升清；胃俞能和胃降逆、健脾助运。诸穴合用，可以促进消化吸收，缓解消化不良。

穴位定位

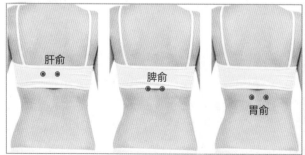

肝俞

脾俞

胃俞

特效刮痧疗法

1 面刮▸ 肝俞

找到肝俞，用面刮法由上至下刮拭30次，中间不宜停顿，一次刮完，以出痧为度。

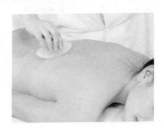

2 面刮▸ 脾俞

用面刮法刮拭脾俞30次，至皮肤发红，皮下紫色痧斑、痧痕形成为止。

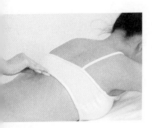

3 面刮▸ 胃俞

用面刮法由上至下刮拭胃俞30次，以出痧为度。

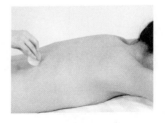

急性肠炎 ▶理气和肠胃

急性肠炎可由肠道细菌、病毒感染或饮食不当等引起。临床表现为发热、腹痛、腹泻、腹胀，伴有不同程度恶心呕吐，粪便为黄色水样便，四肢无力，严重者可导致身体脱水。

【选穴分析】

天枢为升降清浊之枢纽，可改善肠腑功能；内关能宁心安神、和胃理气，紧急情况下刺激内关，可缓解胃肠疾病发作时带来的不适；足三里能生发胃气、燥化脾湿。诸穴合用，能调和胃肠，缓解急性肠炎。

穴位定位

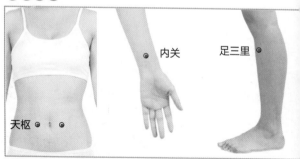

内关　足三里

天枢

特效刮痧疗法

1 面刮▸天枢

找到天枢，用面刮法刮拭3～5分钟，由上至下，速度适中，以出痧为度。

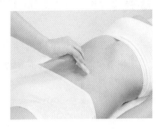

2 角刮▸内关

用刮痧板的角部刮拭内关3～5分钟，由上至下，以出痧为度。

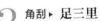

3 角刮▸足三里

用角刮法由上至下刮拭足三里3～5分钟，力度适中，以局部有酸胀感为度。

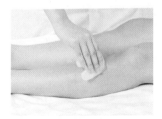

腹泻 ▶温中除湿热

腹泻是指排便次数明显超过日常习惯的排便次数，粪质稀薄，水分增多，每天排便总量超过200克。无论是寒湿困脾还是湿热蕴结引起的腹泻，均可使用刮痧疗法。

【依症状探疾病】

● **寒湿困脾型：** 大便清稀，水谷相杂，肠鸣腹痛，身寒喜温。

● **湿热蕴结型：** 便稀有黏液，肛门灼热，口渴喜冷饮，腹痛，小便赤。

穴位定位

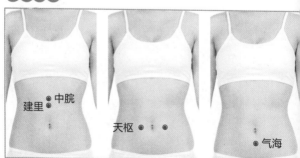

特效刮痧疗法

1 **面刮▸ 中脘**

找到中脘，用刮痧板的边缘刮拭30次，由上向下刮，力度适中，以出痧为度。

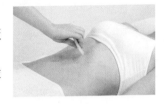

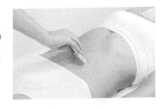

2 **角刮▸ 建里**

用角刮法由上向下刮拭建里30次，以出痧为度。

3 **面刮▸ 天枢**

用面刮法刮拭天枢30次，力度适中，以出痧为度。

4 **面刮▸ 气海**

用面刮法刮拭气海30次，力度适中，以出痧为度。

临证
加减 } **寒湿困脾者**

1 **面刮▸ 脾俞**
用面刮法刮拭脾俞30次，力度适中，以出痧为度。

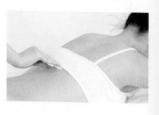

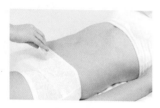

2 **面刮▸ 关元**
用面刮法刮拭关元20次，力度适中，以潮红为度。

临证
加减 } **湿热蕴结者**

1 **角刮▸ 曲池**
用角刮法刮拭曲池30次，力度适中，以出痧为度。

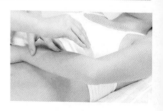

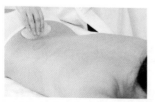

2 **面刮▸ 大肠俞**
用面刮法刮拭大肠俞30次，力度适中，以出痧为度。

便秘 ▶润肠调气机

便秘是临床常见的症状，而不是一种疾病。饮食不当，如饮水过少或进食含纤维素的食物过少均可导致便秘。无论是胃肠燥热还是气机郁滞引起的便秘，均可使用刮痧疗法。

【依症状探疾病】

● **胃肠燥热型**：大便干结，小便短赤，面红身热或微热，心烦口渴。

● **气机郁滞型**：大便秘结，有便意却排出困难，腹部和两胁胀满，食欲下降。

穴位定位

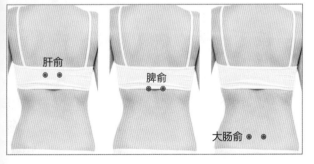

肝俞

脾俞

大肠俞

特效刮痧疗法

1 面刮▸肝俞

找到肝俞，用面刮法由上往下刮拭30次，不可逆刮，力度适中，以出痧为度。

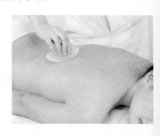

2 面刮▸脾俞

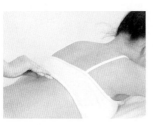

用面刮法由上往下刮拭脾俞30次，不可逆刮，以局部出现红色痧点为度。

3 面刮▸大肠俞

用面刮法由上往下刮拭大肠俞30次，不可逆刮，以出痧为度。

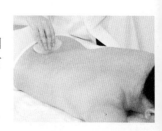

临证加减 ▶ 胃肠燥热者

1 角刮 ▶ 合谷

用角刮法刮拭合谷30次，力度适中，以出痧为度。

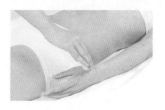

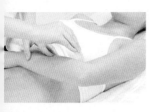

2 角刮 ▶ 曲池

用角刮法刮拭曲池20次，力度适中，以潮红为度。

临证加减 ▶ 气机郁滞者

1 角刮 ▶ 太冲

用角刮法刮拭太冲30次，力度适中，以出痧为度。

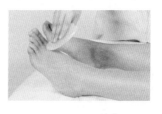

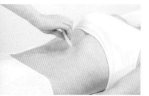

2 面刮 ▶ 中脘

用面刮法刮拭中脘30次，力度适中，以出痧为度。

痔疮 ▶散风除湿热

痔疮又称痔核，是肛门科最常见的疾病。中医认为本病多由大肠素积湿热，或过食炙烤辛辣之物所致。无论是湿热下注还是风伤肠络引起的痔疮，均可使用刮痧疗法。

【依症状探疾病】

●**湿热下注型：**肛门部出现小肉状突出物，伴有疼痛、肿胀。

●**风伤肠络型：**大便带血，滴血或喷射而出，血色鲜红，或伴口干，大便秘结。

穴位定位

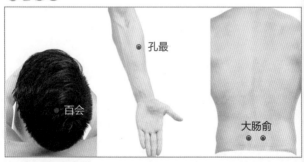

孔最

百会

大肠俞

特效刮痧疗法

1 角刮 ► 百会

用刮痧板的厚边棱角刮拭百会10余次，力度适中，以有酸麻胀痛感为度。

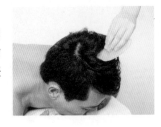

2 面刮 ► 孔最

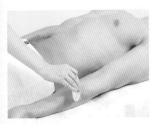

用面刮法从上往下刮拭孔最1~3分钟，力度略重，以潮红、出痧为度。

3 面刮 ► 大肠俞

用面刮法自上而下刮拭大肠俞30次，至皮肤发红，皮下紫色痧斑、痧痕形成为止。

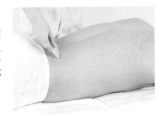

临证
加减 } **湿热下注者**

1 角刮 ▸ 阴陵泉

用角刮法刮拭阴陵泉30次，力度适中，以出痧为度。

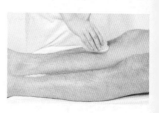

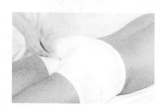

2 角刮 ▸ 长强

用角刮法刮拭长强30次，力度适中，以有酸胀感为度。

临证
加减 } **风伤肠络者**

1 角刮 ▸ 大椎

用角刮法刮拭大椎30次，力度适中，以出痧为度。

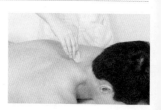

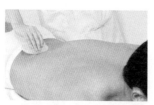

2 面刮 ▸ 次髎

用面刮法刮拭次髎30次，力度适中，以出痧为度。

鼻炎 ▶祛风除痰热

鼻炎是五官科最常见的疾病之一，一般可分为急性鼻炎及变应性鼻炎（过敏性鼻炎）等。无论是风热犯鼻还是痰热犯鼻引起的鼻炎，均可使用刮痧疗法。

【依症状探疾病】

●**风热犯鼻型**：鼻塞，流涕，发热微恶寒，口微渴，鼻甲肿大，黏膜充血，分泌物黏稠，嗅觉减退。

●**痰热犯鼻型**：鼻流腥臭浊涕，量多色黄，鼻塞，嗅觉减退，鼻黏膜红肿，头晕，头痛。

穴位定位

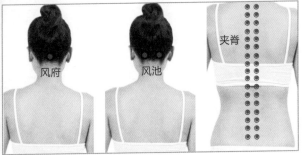

风府　　　风池　　　夹脊

—— 特效刮痧疗法 ——

1 角刮▸ 风府

找到风府，用刮痧板的角部刮拭20～30次，手法宜轻，刮至没有新痧出现为止。

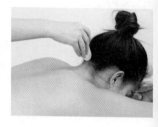

2 角刮▸ 风池

用角刮法刮拭风池20～30次，手法宜轻，刮至没有新痧出现为止。

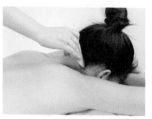

3 面刮▸ 夹脊

用面刮法从上往下刮拭夹脊10～15次，力度适中，以出现红色痧点为度。

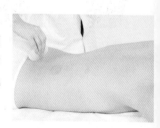

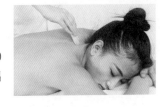

临证
加减 ▷ **风热犯鼻者**

1 **角刮 ▸ 大椎**

用角刮法刮拭大椎30次，力度适中，以出痧为度。

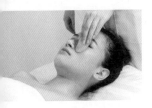

2 **角刮 ▸ 迎香**

用角刮法刮拭迎香30次，力度适中，以有酸胀感为度。

临证
加减 ▷ **痰热犯鼻者**

1 **面刮 ▸ 大杼**

用面刮法刮拭大杼30次，力度适中，以出痧为度。

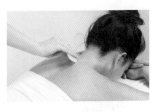

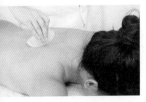

2 **面刮 ▸ 肺俞**

用面刮法刮拭肺俞30次，力度适中，以出痧为度。

鼻出血 ▸凉血利鼻窍

鼻出血是常见的临床症状之一，鼻腔黏膜中的微细血管分布很密，敏感且脆弱，容易破裂而致出血。引起偶尔流鼻血的原因有上火、脾气暴躁，或被异物撞击等。

【选穴分析】

刺激哑门可以醒脑开窍、散寒祛湿；二间能解表、清热、利咽，善治鼻出血之类的头面五官疾患；厉兑能通经苏厥、和胃清神、清除邪热，善治热病类鼻出血。诸穴合用，能散热通窍，缓解鼻出血。

穴位定位

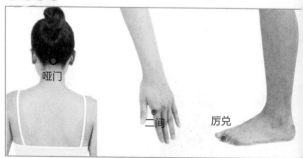

哑门

二间　　　厉兑

━━━ 特效刮痧疗法 ━━━

1 角刮 ▸ 哑门

找到哑门，用刮痧板的角部刮拭30次，力度轻柔，以皮肤潮红为度。

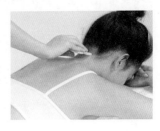

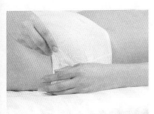

2 角刮 ▸ 二间

用刮痧板的角部刮拭二间5分钟，力度适中，可不出痧。

3 角刮 ▸ 厉兑

用角刮法刮拭厉兑30次，力度适中，可不出痧。

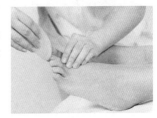

中耳炎 ▶止痛聪耳窍

中耳炎可分为非化脓性及化脓性两大类。化脓性中耳炎以耳内流脓为主要表现，同时还伴有耳内疼痛、胸闷等症状。非化脓性者包括分泌性中耳炎、气压损伤性中耳炎等。

【选穴分析】

耳门能开窍聪耳、泄热活络，使耳部听觉器官的血流状况得到改善，是治疗多种耳疾首选的重要穴位；听宫能聪耳开窍、祛风止痛，能有效防治耳部疾患；翳风能聪耳通窍、散内泄热。诸穴合用，能有效缓解中耳炎。

穴位定位

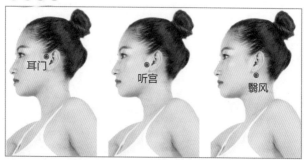

耳门 听宫 翳风

── 特效刮痧疗法 ──

1 角刮▶ 耳门

找到耳门，用角刮法刮拭耳门1～2分钟，力度轻柔，至皮肤发红为度。

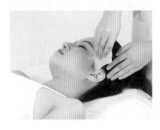

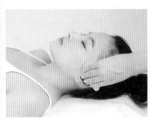

2 角刮▶ 听宫

用角刮法刮拭听宫1～2分钟，力度轻柔，至皮肤发红为度，不必出痧。

3 角刮▶ 翳风

用角刮法刮拭翳风10～15次，力度轻柔，以局部潮红、出痧为度。

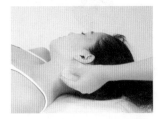

耳鸣耳聋 ▶补肾清痰火

耳鸣耳聋在临床上常同时并见，耳鸣是以耳内鸣响为主症，而耳聋是以听力减退或听觉丧失为主症。无论是痰火郁结还是肾精亏虚引起的耳鸣耳聋，均可使用刮痧疗法。

【依症状探疾病】

●**痰火郁结型**：耳鸣、耳聋，兼耳内憋气感明显，胸闷痰多。

●**肾精亏虚型**：耳鸣、耳聋，兼疲乏无力，头晕，腰膝酸软。

穴位定位

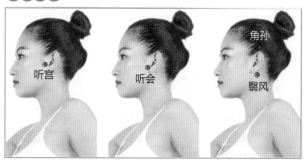

特效刮痧疗法

1 **角刮▶ 听宫**
找到听宫，用角刮法自上而下刮拭听宫30次，力度轻柔，至潮红、发热为度。

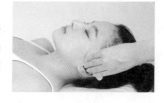

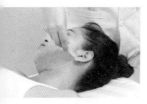

2 **角刮▶ 听会**
用角刮法自上而下刮拭听会30次，以潮红、发热为度。

3 **角刮▶ 角孙**
用刮痧板的角部从前往后刮拭角孙30次，力度轻柔，不必出痧。

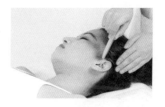

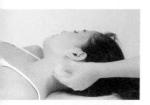

4 **角刮▶ 翳风**
用刮痧板的角部自上而下刮拭翳风30次，力度轻柔，不必出痧。

临证
加减 **痰火郁结者**

1 **面刮▸丰隆**
用面刮法刮拭丰隆30
次，力度适中，以出
痧为度。

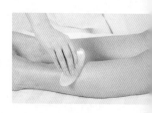

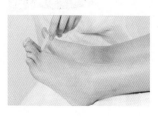

2 **角刮▸行间**
用角刮法刮拭行间30
次，力度适中，以出
痧为度。

临证
加减 **肾精亏虚者**

1 **面刮▸肾俞**
用面刮法刮拭肾俞30
次，力度适中，以出
痧为度。

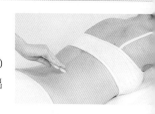

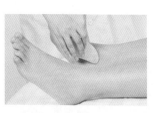

2 **角刮▸太溪**
用角刮法刮拭太溪30
次，力度适中，以出
痧为度。

牙痛 ▶清胃散风热

牙痛可由牙齿本身、牙周组织及颌骨的疾病等引起，遇冷、热、酸、甜等刺激，疼痛会加重。无论是胃火炽盛还是风热侵袭引起的牙痛，均可使用刮痧疗法。

【依症状探疾病】

●**胃火炽盛型：**牙痛剧烈，齿龈红肿，或出脓血，甚则痛连腮颊，咀嚼困难，口臭，便秘。

●**风热侵袭型：**牙痛阵发性加重，龈肿，遇风发作，患处得冷则减，受热则痛重，形寒身热，口渴。

穴位定位

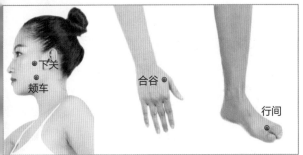

下关
颊车
合谷
行间

特效刮痧疗法

1 角刮▸ 下关
找到下关，用角刮法由上向下轻柔刮拭3分钟，可不出痧。

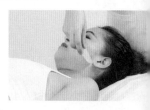

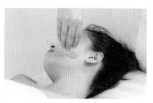

2 角刮▸ 颊车
用角刮法刮拭颊车3分钟，力度适中，可不出痧。

3 面刮▸ 合谷
用面刮法刮拭合谷30次，至皮肤发红，皮下紫色痧斑、痧痕形成为止。

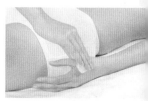

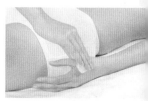

4 角刮▸ 行间
用刮痧板的角部重刮行间30次，由上至下，应一次到位，中间不宜停顿。

临证加减 〉胃火炽盛者

1 面刮 ▸ 胃俞

用面刮法刮拭胃俞30次，以出痧为度。

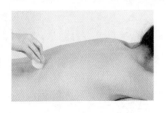

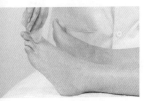

2 角刮 ▸ 内庭

用角刮法刮拭内庭30次，以出痧为度。

临证加减 〉风热侵袭者

1 面刮 ▸ 外关

用面刮法刮拭外关30次，以出痧为度。

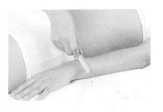

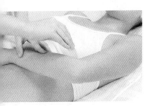

2 角刮 ▸ 曲池

用角刮法刮拭曲池30次，以出痧为度。

急性扁桃体炎 ▸清热散风邪

扁桃体是人体呼吸道的第一道免疫器官，当吸入的病原微生物数量较多时，就会引起相应的症状。无论是风热侵袭还是肺胃热盛引起的急性扁桃体炎，均可使用刮痧疗法。

【依症状探疾病】

●**风热侵袭型：**咽喉干燥、灼热、疼痛，扁桃体红肿，伴发热、头痛、咳嗽。

●**肺胃热盛型：**扁桃体红肿，咽痛剧烈，连及耳根，吞咽困难，腹胀，口臭。

穴位定位

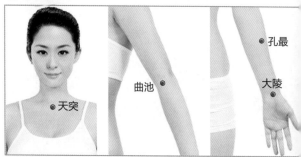

天突　曲池　孔最　大陵

——— 特效刮痧疗法 ———

1 角刮▸天突

找到天突，用角刮法刮拭1~2分钟，力度适中，以潮红、出痧为度。

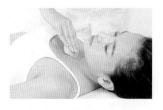

2 面刮▸曲池

用面刮法刮拭曲池10~15次，力度适中，手法连贯，以出痧为度。

3 面刮▸孔最

用面刮法刮拭孔最10~15次，力度适中，手法连贯，以出痧为度。

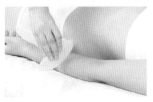

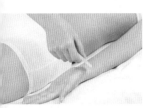

4 面刮▸大陵

用面刮法刮拭大陵30次，力度适中，以潮红、发热为度。

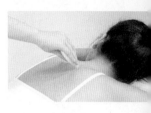

临证
加减 〉 **风热侵袭者**

1 角刮▸ 大椎

用角刮法刮拭大椎
2～3分钟，力度适
中，以出痧为度。

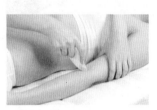

2 角刮▸ 尺泽

用角刮法刮拭尺泽
2～3分钟，力度适
中，以出痧为度。

临证
加减 〉 **肺胃热盛者**

1 角刮▸ 少商

用角刮法刮拭少商
2～3分钟，力度适
中，以出痧为度。

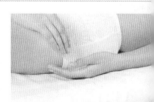

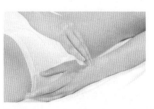

2 角刮▸ 合谷

用角刮法刮拭合谷
2～3分钟，力度适
中，以出痧为度。

中暑 ▶醒神清邪热

中暑指长时间在高温和热辐射的作用下，机体出现以体温调节障碍，水、电解质代谢紊乱为主要表现的疾病。无论是气营两燔还是痰热内闭心包引起的中暑，均可使用刮痧疗法。

【依症状探疾病】

●气营两燔型：起病较急，壮热多汗，头痛项强，恶心呕吐，烦躁嗜睡，抽搐，口渴便秘。

●痰热内闭心包型：神昏谵语，身热烦躁，痰盛气粗，舌苔黄腻，脉滑数。

穴位定位

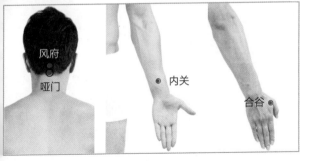

风府

哑门

内关

合谷

特效刮痧疗法

1 角刮▸ 风府

找到风府，用刮痧板的角部由上至下刮拭风府30次，力度适中，以出痧为度。

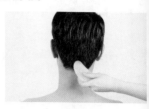

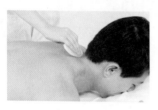

2 角刮▸ 哑门

用刮痧板的角部由上至下刮拭哑门30次，以出痧为度。

3 角刮▸ 内关

用角刮法刮拭内关30次，力度微重，速度均匀，以出痧为度。

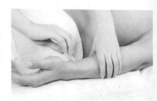

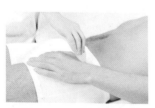

4 角刮▸ 合谷

用角刮法刮拭合谷30次，力度微重，以有酸麻胀痛感为佳。

临证
加减 **气营两燔者**

1 **面刮▸曲池**

用面刮法刮拭曲池30次，以出痧为度。

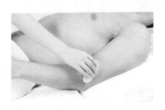

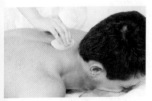

2 **面刮▸大杼**

用面刮法刮拭大杼30次，以出痧为度。

临证
加减 **痰热内闭心包者**

1 **角刮▸中脘**

用角刮法刮拭中脘15～30次，力度适中，可不出痧。

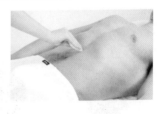

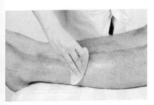

2 **面刮▸丰隆**

用面刮法刮拭丰隆15～30次，力度适中，可不出痧。

发热 ▶降温祛热邪

发热是指体温高出正常标准。中医认为，发热分外感发热和内伤发热。外感发热见于感冒、伤寒、瘟疫等病症。内伤发热有阴虚发热、阳虚发热、血虚发热、气虚发热等。

【选穴分析】

风池能疏风清热、开窍镇痛，对外感风寒、风热引发的发热均有治疗效果；大椎能清热解表、截疟止痫，善治全身热病；大杼能强筋骨、清邪热；曲池能清热和营、降逆活络。诸穴合用，能有效缓解发热。

穴位定位

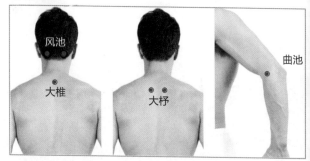

风池

大椎

大杼

曲池

特效刮痧疗法

1 **角刮▸风池**
找到风池，用角刮法自上而下重刮30次，至皮肤发红，皮下紫色痧斑形成为止。

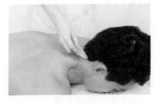

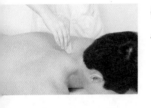

2 **角刮▸大椎**
用刮痧板的角部刮拭大椎30次，至皮肤发红，皮下紫色痧斑、痧痕形成为止。

3 **面刮▸大杼**
用面刮法自上而下刮拭大杼30次，至皮肤发红，皮下紫色痧斑、痧痕形成为止。

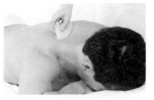

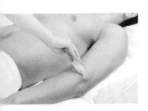

4 **面刮▸曲池**
找到曲池，以刮痧板的棱角边缘自上而下刮拭30次，力度适中，以出痧为度。

醉酒 ▶利水解酒毒

醉酒实际上就是急性酒精中毒，由于一次性饮入过量的乙醇（酒精）或酒类饮料而导致中枢神经系统由兴奋转为抑制的状态，并对肝、肾、胃、脾、心脏等人体重要脏器造成伤害。

【选穴分析】

肝胆、胃肠的功能好坏直接关系着人体处理酒精的能力。肝俞能调肝护肝；胆俞能清肝利胆；三焦俞能通调水道、利水强腰，促进人体水液代谢，排出酒精；肾俞能益肾助阳。诸穴合用，能解酒毒，缓解醉酒。

穴位定位

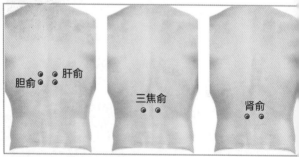

胆俞　肝俞　　三焦俞　　肾俞

特效刮痧疗法

1 面刮▸ 肝俞

以刮痧板的厚棱角面侧为着力点，从上至下刮拭肝俞10～15次，至发红为止。

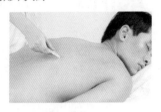

2 面刮▸ 胆俞

用面刮法从上至下刮拭胆俞10～15次，以出痧为度。

3 面刮▸ 三焦俞

以刮痧板的厚棱角面侧为着力点，从上至下刮拭三焦俞10～15次，以出痧为度。

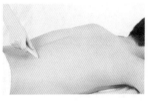

4 面刮▸ 肾俞

用面刮法从上至下刮拭肾俞10～15次，以出痧为度。

水肿 ▶祛湿利脾肺

水肿是全身出现气化功能障碍的一种表现，与肺、脾、肾、三焦等脏腑密切相关，常见于肾炎、肺源性心脏病等。无论是风邪袭肺还是湿邪困脾引起的水肿，均可使用刮痧疗法。

【依症状探疾病】

● **风邪袭肺型**：发病急，初起面目水肿，继则遍及全身，小便不利，伴体寒无汗或咽喉肿痛。

● **湿邪困脾型**：全身水肿，以四肢为重，小便短少，神疲乏力，饮食欠佳，胸闷。

穴位定位

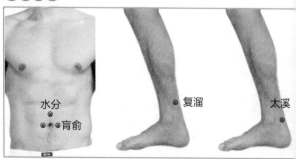

水分

肓俞

复溜

太溪

特效刮痧疗法

1 面刮 ▸ 水分

找到水分，用刮痧板的侧边从上往下刮拭30次，至局部皮肤发红为止。

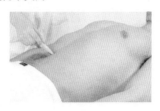

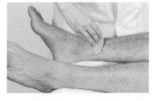

2 角刮 ▸ 肓俞

用角刮法从上往下刮拭肓俞30次，至皮肤发红，皮下紫色痧斑、痧痕形成为止。

3 面刮 ▸ 复溜

以刮痧板的厚边侧为着力点，刮拭复溜30次，力度适中，可不出痧。

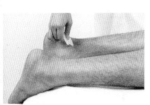

4 角刮 ▸ 太溪

以刮痧板的棱角为着力点，刮拭太溪30次，可不出痧。

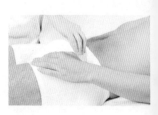

临证
加减 **风邪袭肺者**

1 **角刮▸合谷**
用角刮法刮拭合谷30次，以出痧为度。

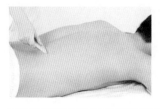

2 **面刮▸三焦俞**
用面刮法刮拭三焦俞30次，以出痧为度。

临证
加减 **湿邪困脾者**

1 **面刮▸脾俞**
用面刮法刮拭脾俞15～30次，力度适中，可不出痧。

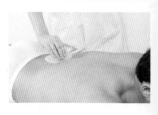

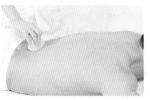

2 **面刮▸肾俞**
用面刮法刮拭肾俞15～30次，力度适中，可不出痧。

PART 5

刮痧第四效：赶走

面子皮肤问题

爱美之心，人皆有之。
现代女性把美容护肤作为日常生活的必修课。
与其把大量时间、金钱浪费在美容院，
不如在家刮痧，
让美丽由内而生，
轻轻松松实现美丽愿望。

黑眼圈、眼袋 ▶养颜促循环

黑眼圈是由于眼部过度疲劳，静脉血管血流速度过于缓慢，二氧化碳及代谢废物积累过多，眼部色素沉着所致。眼袋，是指下眼睑水肿，可由睡前饮水过多引起。

【选穴分析】

承泣是治疗眼疾非常重要的穴位之一，能散风清热、明目止泪；四白能祛风明目，提高眼睛功能，还能促进脸部血液循环；肾俞为肾之背俞穴，善于培补肾元、补充精血。诸穴合用，能有效缓解黑眼圈、眼袋。

穴位定位

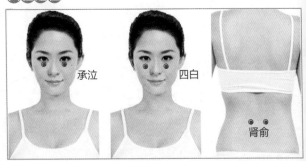

承泣　四白　肾俞

特效刮痧疗法

1 **角刮▶ 承泣**

用刮痧板的角部从内往外刮拭承泣10~15次，力度适中，以潮红为度。

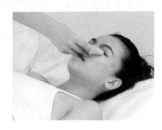

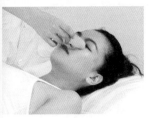

2 **角刮▶ 四白**

用角刮法从内往外刮拭四白10~15次，力度适中，以潮红为度，可不出痧。

3 **面刮▶ 肾俞**

用面刮法自上往下刮拭肾俞10~15次，力度适中，以出痧为度。

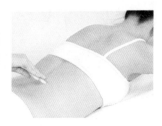

黄褐斑 ▶祛斑美容颜

黄褐斑是有黄褐色色素沉着的皮肤病，内分泌异常是本病发生的常见原因。临床主要表现为颜面中部有对称性蝴蝶状的黄褐色斑片，边缘清晰。

【选穴分析】

肝俞为肝之背俞穴，能疏肝理气，调畅一身血气；脾俞为脾之背俞穴，内应脾脏，善利脾脏水湿，益气养血；肾俞能促进肾脏的血流量，改善血液循环。诸穴合用，能补养气血，促进颜面血液循环，有效缓解黄褐斑。

穴位定位

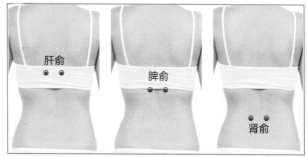

肝俞

脾俞

肾俞

特效刮痧疗法

1 面刮▸ 肝俞

用面刮法自上而下刮拭肝俞30次，刮至皮肤发红，皮下紫色痧斑、痧痕形成为止。

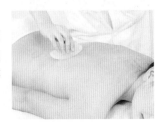

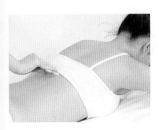

2 面刮▸ 脾俞

用面刮法自上而下刮拭脾俞30次，刮至皮肤发红，皮下紫色痧斑、痧痕形成为止。

3 面刮▸ 肾俞

用面刮法自上而下刮拭肾俞30次，刮至皮肤发红，皮下紫色痧斑、痧痕形成为止。

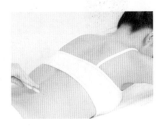

麦粒肿 ▶散风除湿热

麦粒肿有内、外之分，前者病位在毛囊附近的睑板腺；后者病位在睫毛毛囊部的皮脂腺。无论是外感风热还是脾胃湿热引起的麦粒肿，均可使用刮痧疗法。

【依症状探疾病】

●**外感风热型**：病初起，局部微有红肿痒痛，伴有头痛，发热，全身不适。

●**脾胃湿热型**：眼睑局部红肿，灼热疼痛，伴有口干、口臭、便秘，小便黄赤。

穴位定位

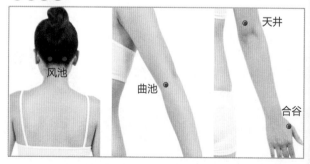

特效刮痧疗法

1 角刮▸风池

用刮痧板的角部重刮风池30次，至皮肤发红，皮下出现紫色痧斑、痧痕形成为止。

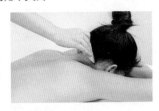

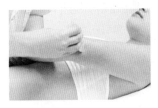

2 角刮▸曲池

用角刮法刮拭曲池30次，力度适中，以皮肤潮红为宜。

3 角刮▸天井

用角刮法刮拭天井30次，力度适中，以潮红、发热为度。

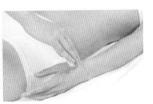

4 角刮▸合谷

用刮痧板的角部重刮合谷30次，力度适中，以出痧为度。

临证
加减 **外感风热者**

1 角刮▸ 少泽

用角刮法刮拭少泽30
次，可不出痧。

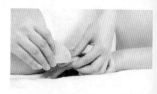

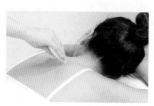

2 角刮▸ 大椎

用角刮法刮拭大椎30
次，以出痧为度。

临证
加减 **脾胃湿热者**

1 角刮▸ 承泣

用角刮法刮拭承泣30
次，以出痧为度。

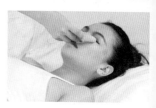

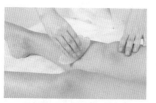

2 面刮▸ 阴陵泉

用面刮法从上向下刮
拭阴陵泉30次，以出
痧为度。

痤疮 ▶清热除湿邪

痤疮又称青春痘、粉刺、毛囊炎，发生的原因较复杂，与多种因素有关，如饮食结构不合理、精神紧张等。无论是肺经蕴热还是脾胃湿热引起的痤疮，均可使用刮痧疗法。

【依症状探疾病】

●**肺经蕴热型**：痤疮初起，红肿疼痛，面部瘙痒，可有口干，小便黄，大便干燥。

●**脾胃湿热型**：痤疮此起彼伏，连绵不断，可以挤出黄白色碎米粒样脂栓，或有脓液，颜面出油光亮。

穴位定位

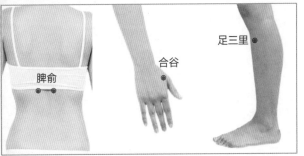

脾俞

合谷

足三里

—— **特效刮痧疗法** ——

1 **角刮▸ 脾俞**
用刮痧板的厚边棱角从上往下连续刮拭脾俞30次，力度略重，以出痧为度。

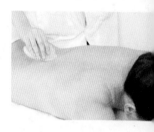

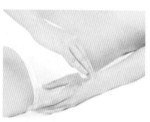

2 **角刮▸ 合谷**
用刮痧板的棱角自上而下刮拭合谷30次，刮至皮肤发红为止。

3 **角刮▸ 足三里**
用角刮法由上至下重刮足三里30次，可不出痧。

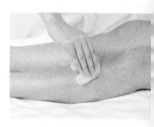

临证
加减 **肺经蕴热者**

1 **角刮▶ 曲池**
用角刮法刮拭曲池50
次，力度适中，以出
痧为度。

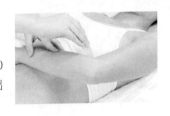

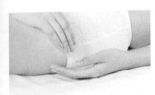

2 **角刮▶ 少商**
用角刮法刮拭少商50
次，以出痧为度。

临证
加减 **脾胃湿热者**

1 **面刮▶ 天枢**
用面刮法刮拭天枢30
次，以出痧为度。

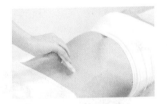

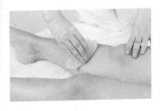

2 **面刮▶ 阴陵泉**
用面刮法刮拭阴陵泉
30次，以出痧为度。

酒渣鼻 ▶利鼻清热邪

酒渣鼻是主要发生于面部中央的红斑和毛细血管扩张的慢性炎症性皮肤病。毛囊虫及局部反复感染、嗜酒、吸烟、刺激性饮食、内分泌功能失调、精神因素等均可导致本病。

【选穴分析】

大杼善于清除体内邪热，防止热毒蕴结体内；印堂能增强鼻黏膜上皮细胞的增生能力，疏通面部气血，改善肤质；迎香位于鼻旁，脉气直通鼻窍，是治疗各种鼻子疾患的要穴。诸穴合用，能有效缓解酒渣鼻。

穴位定位

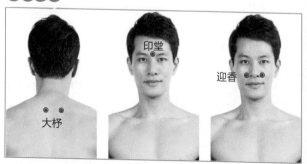

大杼　印堂　迎香

特效刮痧疗法

1 面刮▶大杼

用面刮法刮拭大杼30次，力度适中，手法连贯，以出痧为度。

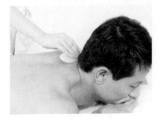

2 面刮▶印堂

用面刮法由上至下刮拭印堂3~5分钟，力度适中，以有酸胀感为度。

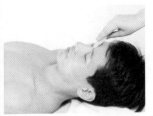

3 角刮▶迎香

用角刮法刮拭迎香30次，力度适中，以潮红为度。

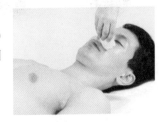

玫瑰糠疹 ▶祛风除邪热

玫瑰糠疹是一种常见的自限性炎症性皮肤病。表现为四肢和躯干出现椭圆形玫瑰红色斑疹，覆有糠状鳞屑。本病多见于青少年，一般4~8周可自行痊愈，很少复发。

【选穴分析】

大椎能清热解表、截疟止痫，可治全身热病及外感之邪；风门能宣肺解表、益气固表，是临床驱风最常用的穴位之一；身柱能宣肺清热、宁神镇咳。诸穴合用，能赶走诱疹之邪热、邪风，缓解玫瑰糠疹。

穴位定位

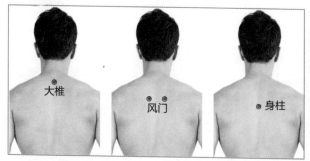

大椎　风门　身柱

——— 特效刮痧疗法 ———

1 **面刮▸大椎**
用面刮法刮拭大椎
1~3分钟，力度适
中，以出痧为度。

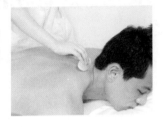

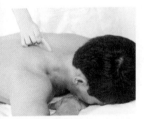

2 **面刮▸风门**
找到风门，用面刮法
刮拭1~3分钟，力度
适中，以出痧为度。

3 **角刮▸身柱**
用角刮法刮拭身柱
1~3分钟，力度适
中，以出痧为度。

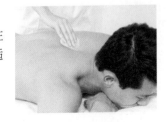

皮肤瘙痒症 ▶滋阴清肺热

皮肤瘙痒症有全身性和局限性之分。前者多与一些慢性内脏疾病有关，也与后者关系密切。无论是阴虚内热还是肺热炽盛引起的皮肤瘙痒症，均可使用刮痧疗法。

【依症状探疾病】

●**阴虚内热型：**全身皮肤瘙痒，肌肤呈红褐色搔痕，覆少许鳞屑，肌肤干燥，触之灼热，咽干。

●**肺热炽盛型：**皮肤作痒，发无定时，次数频繁，搔至皮肤出血仍不止痒，甚则晚间不能安眠。

穴位定位

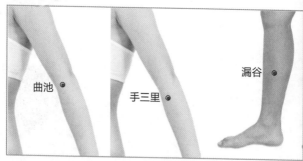

特效刮痧疗法

1 面刮▶ 曲池
用面刮法自上往下刮
拭曲池1~3分钟，力
度适中，以潮红、出
痧为度。

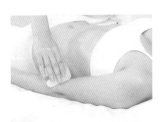

2 面刮▶ 手三里
用面刮法自上往下刮
拭手三里1~3分钟，
力度适中，以潮红、
出痧为度。

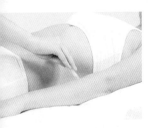

3 面刮▶ 漏谷
用面刮法刮拭漏谷30
次，力度适中，出痧
即可。

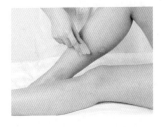

临证
加减 } **阴虚内热者**

1 角刮▸ 太溪
用角刮法刮拭太溪30
次，力度适中，以出
痧为度。

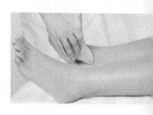

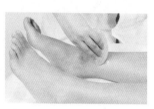

2 角刮▸ 三阴交
用角刮法刮拭三阴交
30次，以出痧为度。

临证
加减 } **肺热炽盛者**

1 角刮▸ 尺泽
用角刮法刮拭尺泽30
次，以出痧为度。

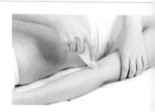

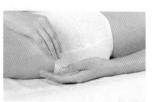

2 角刮▸ 少商
用角刮法刮拭少商30
次，以出痧为度。

湿疹 ▶除湿清热毒

湿疹是由内外因素引起的瘙痒剧烈的一种皮肤病。失眠、过度疲劳、内分泌失调、感染等均可引发湿疹。无论是热毒侵袭还是湿热蕴结引起的湿疹，均可使用刮痧疗法。

【依症状探疾病】

● **热毒侵袭型**：发病急，局部皮损初起，皮肤鲜红潮热，轻度肿胀，继而粟疹成片或水疱密集，瘙痒难忍。

● **湿热蕴结型**：起病较缓，局部皮损多为丘疹，皮肤轻度潮红，瘙痒不休，抓破后糜烂渗出液较多。

穴位定位

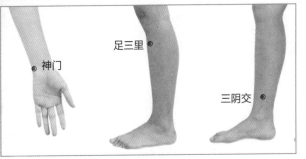

特效刮痧疗法

1 角刮▸ 神门

找到神门，用刮痧板的角部刮拭1~3分钟，力度适中，以潮红、出痧为度。

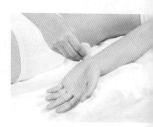

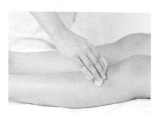

2 面刮▸ 足三里

用面刮法自上往下刮拭足三里30次，力度适中，以潮红、出痧为度。

3 面刮▸ 三阴交

用刮痧板的厚边棱角面侧刮拭三阴交1~3分钟，从上至下，以出痧为度。

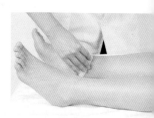

^{临证}_{加减} **热毒侵袭者**

1 **角刮▸ 大椎**

用角刮法刮拭大椎30
次，力度适中，以出
痧为度。

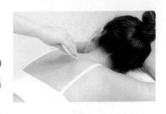

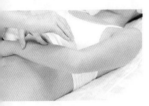

2 **角刮▸ 曲池**

用角刮法刮拭曲池30
次，以出痧为度。

^{临证}_{加减} **湿热蕴结者**

1 **面刮▸ 阴陵泉**

用面刮法刮拭阴陵泉
30次，以出痧为度。

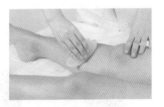

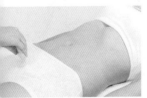

2 **角刮▸ 中极**

用角刮法刮拭中极30
次，以出痧为度。

荨麻疹 ▶祛风散表邪

荨麻疹轻者以瘙痒为主，疹块散发出现。重者疹块大片融合，遍及全身，或伴有恶心、呕吐、发热、腹泻。无论是风寒侵袭还是风热侵袭引起的荨麻疹，均可使用刮痧疗法。

【依症状探疾病】

● **风寒侵袭型：** 风团色白或淡红，稍沾冷水则可诱发，瘙痒异常，遇冷当风则加剧，遇热可减轻，口不渴。

● **风热侵袭型：** 风团色红，连接成片，暴痒难忍，可有针刺样灼热感，遇热稍减，伴自汗口渴，发热烦躁。

穴位定位

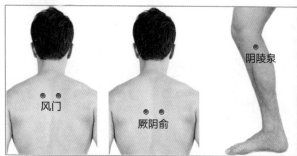

风门

厥阴俞

阴陵泉

特效刮痧疗法

1 面刮▸ 风门

找到风门，用面刮法刮拭风门10～15次，以潮红、出痧为度。

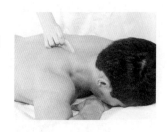

2 面刮▸ 厥阴俞

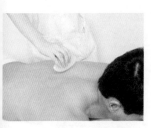

用面刮法刮拭厥阴俞10～15次，以潮红、出痧为度。

3 面刮▸ 阴陵泉

用面刮法刮拭阴陵泉30次，力度适中，以潮红、出痧为度。

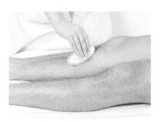

临证
加减 **风寒侵袭者**

1 **角刮▸ 大椎**
用角刮法刮拭大椎30
次，力度适中，以出
痧为度。

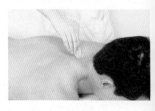

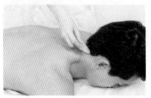

2 **角刮▸ 风池**
用角刮法刮拭风池30
次，以出痧为度。

临证
加减 **风热侵袭者**

1 **面刮▸ 大杼**
用面刮法刮拭大杼30
次，以出痧为度。

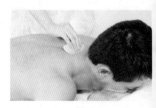

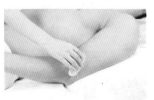

2 **面刮▸ 曲池**
用面刮法刮拭曲池30
次，以出痧为度。

带状疱疹 ▶除湿清内热

带状疱疹是由水痘-带状疱疹病毒所引起的，以沿单侧周围神经分布的簇集性小水疱为特征，伴有神经痛。无论是肝胆实热还是脾湿肺热引起的带状疱疹，均可使用刮痧疗法。

【依症状探疾病】

●**肝胆实热型：** 局部皮损鲜红，水肿，疱壁紧张，灼热刺痛，自觉口苦咽干，口渴，烦躁易怒，食欲不佳。

●**脾湿肺热型：** 局部皮损颜色较淡，水疱多，疱壁松弛，疼痛略轻，口不渴或渴不欲饮，不思饮食。

穴位定位

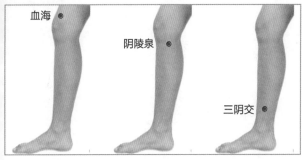

血海

阴陵泉

三阴交

---------- **特效刮痧疗法** ----------

1 面刮▸ 血海

用面刮法重刮血海30次，由上至下，以皮肤发红、皮下紫色痧斑、痧痕形成为止。

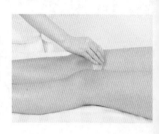

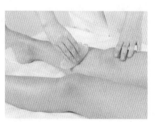

2 面刮▸ 阴陵泉

用面刮法刮拭阴陵泉30次，由上至下，以出痧为度。

3 面刮▸ 三阴交

用面刮法重刮三阴交30次，以皮肤发红、皮下紫色痧斑、痧痕形成为止。

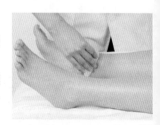

肝胆实热者

1 **角刮▸行间**

用角刮法刮拭行间30次，力度适中，以出痧为度。

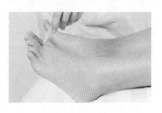

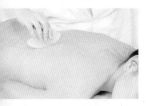

2 **面刮▸肝俞**

用面刮法刮拭肝俞30次，以出痧为度。

脾湿肺热者

1 **面刮▸脾俞**

用面刮法刮拭脾俞30次，以出痧为度。

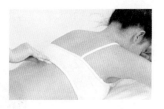

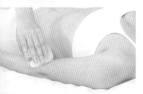

2 **面刮▸曲池**

用面刮法刮拭曲池30次，以出痧为度。

神经性皮炎 ▶散风清血热

神经性皮炎是一种慢性皮肤神经官能症，一般认为与神经功能紊乱或过敏等有关。无论是风热郁阻还是血热风盛引起的神经性皮炎，均可使用刮痧疗法。

【依症状探疾病】

●**风热郁阻型**：多见于局限性患者，皮损成片，以丘疹为主，呈淡红或淡褐色，粗糙肥厚，阵发剧痒。

●**血热风盛型**：多见于泛发性患者，皮损色红，泛发全身，呈大片浸润性潮红斑块，有抓痕、血痂。

穴位定位

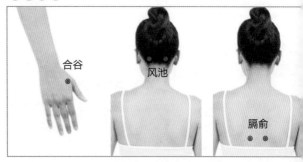

合谷

风池

膈俞

特效刮痧疗法

角刮▶ 合谷

1 用刮痧板的棱角自上而下刮拭合谷30次，刮至皮肤发红，皮下紫色痧斑、痧痕形成为止。

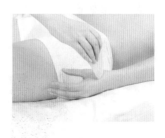

角刮▶ 风池

2 用角刮法自上而下刮拭风池30次，刮至皮肤发红，皮下紫色痧斑、痧痕形成为止。

角刮▶ 膈俞

3 用角刮法自上而下刮拭膈俞30次，刮至皮肤发红，皮下紫色痧斑、痧痕形成为止。

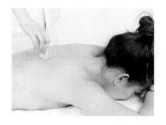

临证
加减 **风热郁阻者**

1 角刮 ▸ 曲池
用角刮法刮拭曲池30次，力度适中，以出痧为度。

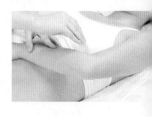

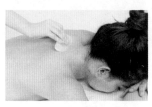

2 面刮 ▸ 风门
用面刮法刮拭风门30次，以出痧为度。

临证
加减 **血热风盛者**

1 面刮 ▸ 血海
用面刮法刮拭血海30次，以出痧为度。

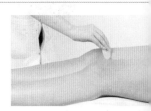

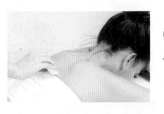

2 面刮 ▸ 心俞
用面刮法刮拭心俞30次，以出痧为度。

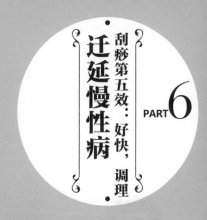

PART 6

刮痧第五效：好快，调理迁延慢性病

刮痧疗法有着深厚的中医底蕴，
如果应用得当，
不仅能治疗一些突发性的疾病，
对于一些常见的慢性病，
如糖尿病、高血压、高脂血症等，
也是非常好的辅助疗法。
调理身心，享受健康人生。

高血压 ▶平肝除痰湿

高血压是以动脉血压升高为主要表现的慢性血管性疾病，血压高于140/90mmHg即可诊断为高血压。无论是肝阳上亢还是痰湿内阻引起的高血压，均可使用刮痧疗法。

【依症状探疾病】

● **肝阳上亢型**：眩晕，头痛，面红目赤，急躁易怒，口干口苦，失眠，项强，情绪波动时诱发或加重。

● **痰湿内阻型**：头晕目眩，视物旋转，头重如蒙，口中黏腻，恶心呕吐，食欲下降，倦怠乏力，脘腹胀满。

穴位定位

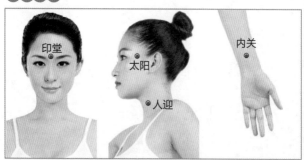

特效刮痧疗法

1 **角刮▸印堂**
找到印堂，用刮痧板的厚边棱角刮拭印堂1～3分钟，力度适中，可不出痧。

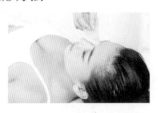

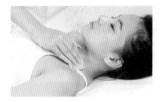

2 **面刮▸太阳**
用刮痧板的厚边棱角面侧刮拭太阳1～3分钟，可不出痧。

3 **面刮▸人迎**
用面刮法刮拭人迎1～3分钟，力度微轻，以潮红为度。

4 **面刮▸内关**
用面刮法刮拭内关30次，力度适中，以出痧为度。

^{临证}_{加减}┤ **肝阳上亢者**

1 **角刮▸太冲**

用角刮法刮拭太冲3分钟，以出痧为度。

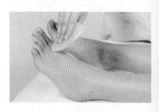

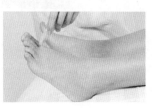

2 **角刮▸行间**

用角刮法刮拭行间3分钟，以出痧为度。

---

^{临证}_{加减}┤ **痰湿内阻者**

1 **面刮▸中脘**

用面刮法刮拭中脘3分钟，以出痧为度。

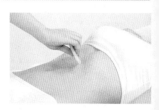

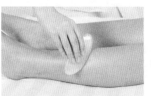

2 **面刮▸丰隆**

用面刮法刮拭丰隆3分钟，以出痧为度。

高脂血症 ▶疏肝除痰浊

血脂主要是指血清中的胆固醇和三酰甘油。无论胆固醇还是三酰甘油增高，或两者皆增高，都称为高脂血症。无论是痰浊郁阻还是肝气郁滞引起的高脂血症，均可使用刮痧疗法。

【依症状探疾病】

●痰浊郁阻型：形体肥胖，身重乏力，嗜食肥甘厚味，头晕头重，胸闷腹胀，食少恶心，咳嗽有痰。

●肝气郁滞型：胸闷憋气，胸痛，两胁胀痛，喜嗳气，头晕头痛，手颤肢麻。

穴位定位

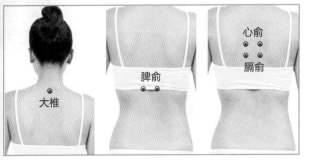

特效刮痧疗法

1 角刮▸ 大椎

找到大椎，用角刮法刮拭大椎30次，力度微重，速度较慢，可不出痧。

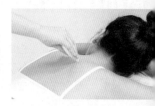

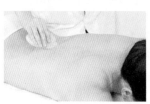

2 角刮▸ 脾俞

用角刮法刮拭脾俞30次，力度适中，可不出痧。

3 角刮▸ 心俞

用角刮法刮拭心俞30次，力度微重，可不出痧。

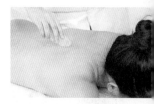

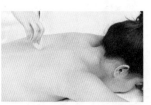

4 角刮▸ 膈俞

用角刮法刮拭膈俞30次，可不出痧。

临证
加减 ▶ **痰浊郁阻者**

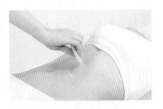

1 面刮 ▶ 中脘

用面刮法刮拭中脘30
次，可不出痧。

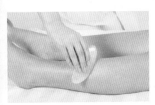

2 面刮 ▶ 丰隆

用面刮法刮拭丰隆30
次，可不出痧。

临证
加减 ▶ **肝气郁滞者**

1 面刮 ▶ 肝俞

用面刮法刮拭肝俞30
次，力度适中，以出
痧为度。

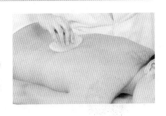

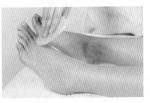

2 角刮 ▶ 太冲

用角刮法刮拭太冲30
次，力度适中，以出
痧为度。

糖尿病 ▶润燥生津液

糖尿病是由于血中胰岛素相对不足，导致血糖过高，出现糖尿，进而引起脂肪和蛋白质代谢紊乱的疾病。无论是燥热伤肺还是胃燥津伤引起的糖尿病，均可使用刮痧疗法。

【依症状探疾病】

●燥热伤肺型：烦渴多饮，口干咽燥，多食易饥，小便量多，大便干结。

●胃燥津伤型：消谷善饥，大便秘结，口干欲饮，形体消瘦。

穴位定位

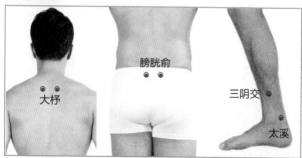

膀胱俞

大杼

三阴交

太溪

特效刮痧疗法

1 面刮▸ 大杼

找到大杼，用刮痧板的边缘从上往下刮拭30次，力度适中，以出痧为度。

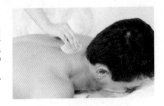

2 面刮▸ 膀胱俞

用面刮法从上往下刮拭膀胱俞30次，力度适中，以出痧为度。

3 面刮▸ 三阴交

用刮痧板的侧边刮拭三阴交30次，力度微重，以皮肤潮红、出痧为度。

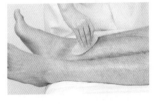

4 角刮▸ 太溪

用角刮法刮拭太溪30次，力度适中，以皮肤潮红为度。

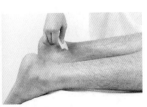

临证加减 **燥热伤肺者**

1 面刮▸肺俞
用面刮法刮拭肺俞30次，以出痧为度。

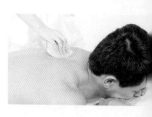

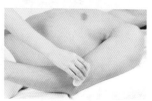

2 面刮▸曲池
用面刮法刮拭曲池30次，以出痧为度。

临证加减 **胃燥津伤者**

1 面刮▸胃俞
用面刮法刮拭胃俞30次，以出痧为度。

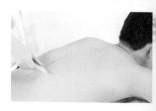

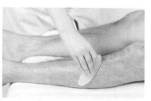

2 面刮▸足三里
用面刮法刮拭足三里30次，力度适中，以出痧为度。

中风后遗症 ▶益气化痰瘀

脑卒中（中风）多因平素气血虚衰，在心、肝、肾三经阴阳失调的情况下，情志郁结，起居失宜所致。无论是痰瘀阻络还是气虚血瘀引起的中风后遗症，均可使用刮痧疗法。

【依症状探疾病】

●**痰瘀阻络型：**口眼㖞斜，言语不利，半身不遂，肢体麻木。

●**气虚血瘀型：**一侧肢体瘫痪，饮食欠佳，肢软无力，面色萎黄。

穴位定位

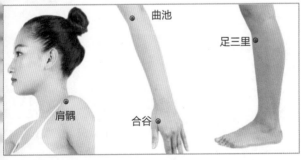

曲池

足三里

肩髃

合谷

—— **特效刮痧疗法** ——

1 角刮 ▸ 肩髃

找到肩髃，用刮痧板的厚棱角刮拭30次，以出痧为度。

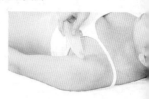

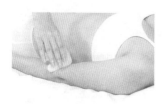

2 面刮 ▸ 曲池

用面刮法刮拭曲池30次，由上至下，力度微重，以出痧为度。

3 角刮 ▸ 合谷

用刮痧板的厚边棱角刮拭合谷30次，力度微重，以出痧为度。

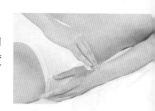

4 面刮 ▸ 足三里

以刮痧板的厚棱角面侧为着力点刮拭足三里30次，力度微重，以出痧为度。

临证加减 痰瘀阻络者

1 角刮▸膈俞

用角刮法刮拭膈俞30次，力度适中，以出痧为度。

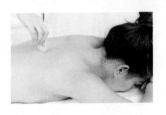

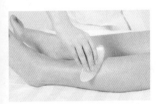

2 面刮▸丰隆

用面刮法刮拭丰隆30次，力度适中，以出痧为度。

临证加减 气虚血瘀者

1 面刮▸脾俞

用面刮法从上往下刮拭脾俞30次，力度适中，以出痧为度。

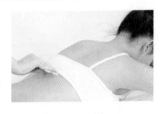

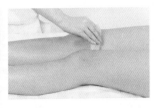

2 面刮▸血海

用面刮法从上往下刮拭血海30次，力度适中，以出痧为度。

低血压 ▶回阳升血压

低血压指血压降低引起的一系列症状，部分人群无明显症状，病情轻微者可有头晕、头痛、食欲不振、疲劳、脸色苍白等，严重者会出现直立性眩晕、心律失常等症状。

【选穴分析】

百会位于颠顶，属于督脉，为诸阳之会，内络于脑，可提升阳气；肾俞可护肾益气、养血升压；足三里能生发胃气、燥化脾湿。诸穴合用，有回阳升压之功，可以很好地缓解低血压，改善其引起的头晕、头痛不适。

穴位定位

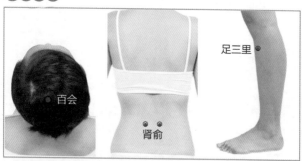

足三里

百会

肾俞

特效刮痧疗法

1

面刮▶ 百会

找到百会，用刮痧板的厚边棱角边侧向四周呈放射性刮拭百会30次。

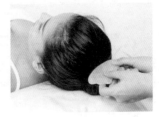

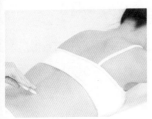

2

面刮▶ 肾俞

用面刮法由上向下刮拭肾俞2~3分钟，以局部皮肤潮红、出痧为度。

3

面刮▶ 足三里

用面刮法从上至下重刮足三里30次，以出痧为度。

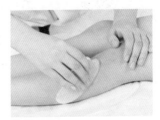

慢性咽炎 ▶滋阴除痰瘀

慢性咽炎是较常见的症状，主要由其分泌物及肥大的淋巴滤泡刺激所致。无论是阴虚火炎还是痰阻血瘀引起的慢性咽炎，均可使用刮痧疗法。

【依症状探疾病】

●**阴虚火炎型**：咽部不适，痛势隐隐，有异物感，痰黏量少，伴有午后烦热。

●**痰阻血瘀型**：咽部干涩，痛呈刺痛，咽肌膜深红，常因频频清嗓而恶心不适。

穴位定位

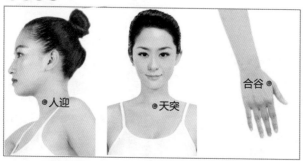

人迎　天突　合谷

特效刮痧疗法

1 **面刮▸人迎**
找到人迎，用面刮法自上往下刮拭1~3分钟，力度微轻，以潮红为度。

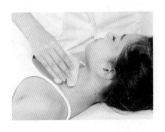

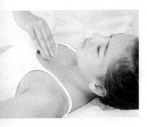

2 **角刮▸天突**
用角刮法刮拭天突1~3分钟，力度适中，以潮红为度。

3 **角刮▸合谷**
用刮痧板的角部从上至下刮拭合谷1~3分钟，力度适中，以出痧为度。

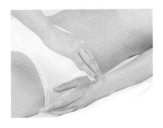

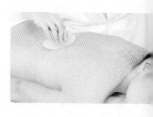

临证加减 ▶ 阴虚火炎者

1 面刮 ▶ 肝俞
用面刮法刮拭肝俞 1~3分钟，力度适中，以出痧为度。

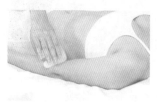

2 面刮 ▶ 曲池
用面刮法刮拭曲池 1~3分钟，力度适中，以出痧为度。

临证加减 ▶ 痰阻血瘀者

1 角刮 ▶ 膈俞
用角刮法刮拭膈俞 1~3分钟，力度适中，以出痧为度。

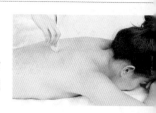

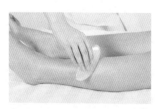

2 面刮 ▶ 丰隆
用面刮法刮拭丰隆30次，力度适中，以出痧为度。

支气管炎 ▶散寒疏风热

支气管炎是指气管、支气管黏膜及其周围组织的慢性非特异性炎症。无论是风寒袭肺还是风热犯肺引起的支气管炎，均可使用刮痧疗法。

【依症状探疾病】

●**风寒袭肺型**：痰清白或黏，胸满腹胀，咳嗽声重，肢体酸痛。

●**风热犯肺型**：痰黄或绿，黏稠脓性或带血，胸满气短，大便干，小便黄。

穴位定位

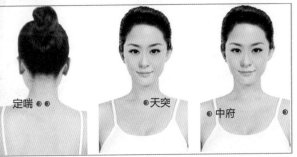

定喘 ◎◎　　　　◎天突　　　◎中府

---------- **特效刮痧疗法** ----------

1 **面刮 ▸ 定喘**
用面刮法自上而下刮
拭定喘30次，力度适
中，以出痧为度。

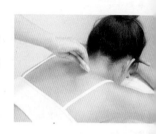

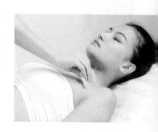

2 **面刮 ▸ 天突**
找到天突，以刮痧板
的厚边棱角边侧刮拭
30次，至皮肤出现痧
痕为止。

3 **面刮 ▸ 中府**
用面刮法刮拭中府30
次，至皮肤出现痧痕
为止。

临证加减 风寒袭肺者

1 角刮▸ 风池

用角刮法刮拭风池30次，力度适中，以出痧为度。

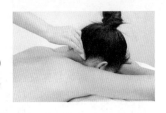

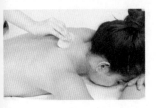

2 面刮▸ 风门

用面刮法刮拭风门30次，力度适中，以出痧为度。

临证加减 风热犯肺者

1 面刮▸ 曲池

用面刮法刮拭曲池30次，力度适中，以出痧为度。

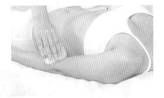

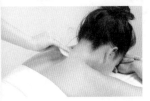

2 面刮▸ 大杼

用面刮法刮拭大杼30次，力度适中，以出痧为度。

哮喘 ▶化痰散风寒

哮喘经常在患者接触烟雾、香水、油漆、灰尘、宠物、花粉等刺激性气体或变应原之后发作。无论是风寒外袭还是痰热阻肺引起的哮喘，均可使用刮痧疗法。

【依症状探疾病】

●风寒外袭型：喉中哮鸣如水鸡声，痰多色白，痰质稀薄或多泡沫。

●痰热阻肺型：喉中痰鸣如吼，呼吸气粗，痰色黄或白，痰质黏稠，口渴，便秘。

穴位定位

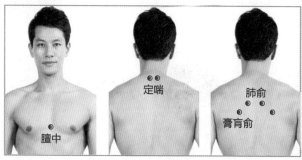

定喘

膻中

肺俞

膏肓俞

特效刮痧疗法

1 **角刮▸膻中**
用角刮法刮拭膻中30次，力度轻柔，可不出痧。

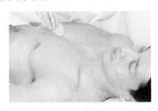

2 **面刮▸定喘**
用刮痧板的厚边棱角面侧刮拭定喘30次，以出痧为度。

3 **面刮▸肺俞**
用刮痧板的厚边棱角面侧刮拭肺俞30次，从上往下，手法连贯，以出痧为度。

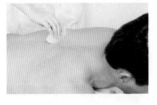

4 **面刮▸膏肓俞**
用面刮法从上往下刮拭膏肓俞30次，手法连贯，以出痧为度。

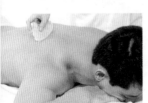

临证
加减 } **风寒外袭者**

1 **面刮▸ 风门**

用面刮法刮拭风门30次，以出痧为度。

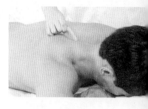

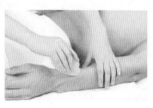

2 **角刮▸ 列缺**

用角刮法刮拭列缺30次，以出痧为度。

临证
加减 } **痰热阻肺者**

1 **面刮▸ 曲池**

用面刮法刮拭曲池30次，以出痧为度。

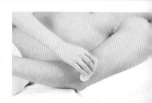

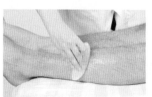

2 **面刮▸ 丰隆**

用面刮法刮拭丰隆30次，以出痧为度。

慢性胃炎 ▶滋阴和肝胃

慢性胃炎是指不同病因引起的各种慢性胃黏膜炎性病变，是一种常见病，其发病率在胃病中居首位。无论是胃阴不足还是肝胃气滞引起的慢性胃炎，均可使用刮痧疗法。

【依症状探疾病】

- **胃阴不足型：**胃痛隐作，灼热不适，嘈杂似饥，食少口干，大便干燥。
- **肝胃气滞型：**胃脘疼痛，连及胁肋，胀闷不适，食后尤甚，嗳气嘈杂，呕恶反酸。

穴位定位

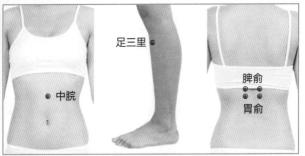

特效刮痧疗法

1 角刮▸中脘

用角刮法由上至下刮拭中脘3~5分钟，以出痧为度。

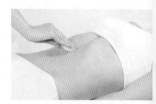

2 角刮▸足三里

用角刮法由上至下刮拭足三里3~5分钟，力度微重。

3 面刮▸脾俞

用面刮法刮拭脾俞30次，手法宜轻，以出痧为度。

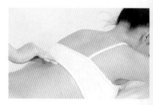

4 面刮▸胃俞

用面刮法刮拭胃俞30次，手法宜轻，以出痧为度。

临证加减 胃阴不足者

1 面刮▸三阴交

用面刮法刮拭三阴交30次，以出痧为度。

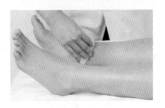

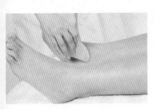

2 角刮▸太溪

用角刮法刮拭太溪30次，以出痧为度。

临证加减 肝胃气滞者

1 面刮▸肝俞

用面刮法刮拭肝俞30次，以出痧为度。

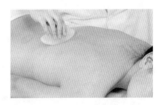

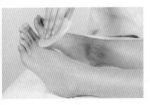

2 角刮▸太冲

用角刮法刮拭太冲30次，以出痧为度。

慢性肾炎 ▶健脾益肝肾

慢性肾炎是一种以慢性肾小球病变为主的肾小球疾病，也是一种常见的慢性肾脏疾病。无论是脾虚湿困还是肝肾阴虚引起的慢性肾炎，均可使用刮痧疗法。

【依症状探疾病】

●**脾虚湿困型**：面色发黄，晨起眼睑水肿，神疲肢倦，纳少，腹胀便溏，下肢水肿，按之凹陷。

●**肝肾阴虚型**：目睛干涩，视物模糊，头晕耳鸣，五心烦热，口干咽燥，腰酸腿软，或女子月经不调。

穴位定位

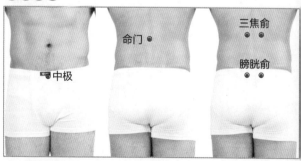

三焦俞

命门

膀胱俞

中极

———— 特效刮痧疗法 ————

1 **角刮▸ 中极**

用刮痧板的角部刮拭中极30次，力度微重，以出痧为度。

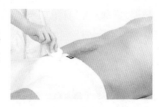

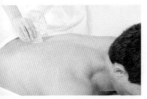

2 **角刮▸ 命门**

用刮痧板的角部刮拭命门30次，力度轻柔，以皮肤潮红为度。

3 **面刮▸ 三焦俞**

用刮痧板的厚棱角面侧刮拭三焦俞30次，力度适中，以出痧为度。

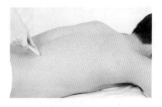

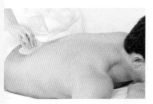

4 **面刮▸ 膀胱俞**

用刮痧板的厚棱角面侧刮拭膀胱俞30次，以出痧为度。

临证
加减 } **脾虚湿困者**

1 **面刮▸ 脾俞**
用面刮法刮拭脾俞30次，以出痧为度。

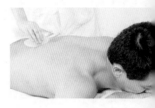

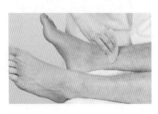

2 **面刮▸ 复溜**
用面刮法刮拭复溜30次，以出痧为度。

临证
加减 } **肝肾阴虚者**

1 **面刮▸ 三阴交**
用面刮法刮拭三阴交30次，以出痧为度。

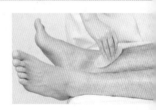

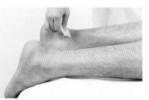

2 **角刮▸ 太溪**
用角刮法刮拭太溪30次，以出痧为度。

三叉神经痛 ▶清火利肝胃

三叉神经痛是最常见的脑神经疾病，多发生于中老年人，右侧头面部多于左侧。无论是胃火上攻还是肝火上炎引起的三叉神经痛，均可使用刮痧疗法。

【依症状探疾病】

●**胃火上攻型：** 面颊呈阵发性剧痛，遇热诱发，痛如火燎肉裂，龈肿口臭，烦躁不安，口渴喜饮。

●**肝火上炎型：** 患侧频发电击样疼痛，痛时面红目赤，烦躁易怒，怒则发作，胁肋作胀，口苦咽干。

穴位定位

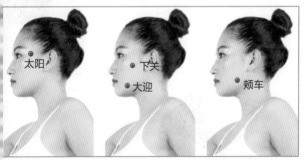

特效刮痧疗法

1 面刮▸ 太阳

用刮痧板的厚棱角面侧刮拭太阳30次，力度轻柔，以潮红为度，可不出痧。

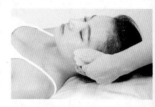

2 角刮▸ 下关

用角刮法刮拭下关30次，力度轻柔，以潮红为度。

3 面刮▸ 大迎

用面刮法刮拭大迎30次，力度轻柔，以潮红、发热为度。

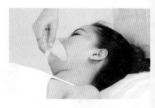

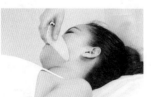

4 面刮▸ 颊车

用刮痧板的厚棱角面侧刮拭颊车30次，力度轻柔，以潮红为度，可不出痧。

临证
加减 **胃火上攻者**

1 **角刮▸合谷**

用角刮法刮拭合谷30次，以出痧为度。

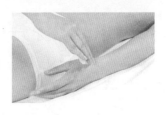

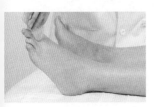

2 **角刮▸内庭**

用角刮法刮拭内庭30次，以出痧为度。

临证
加减 **肝火上炎者**

1 **角刮▸行间**

用角刮法刮拭行间30次，以出痧为度。

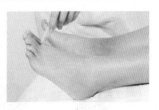

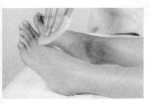

2 **角刮▸太冲**

用角刮法刮拭太冲30次，以出痧为度。

面神经麻痹 ▶通络祛寒热

面神经麻痹又称面瘫。临床主要表现为患侧面部肌瘫痪，眼裂大，眼睑不能闭合，鼻唇沟变平坦等。无论是风寒袭络还是风热袭络引起的面神经麻痹，均可使用刮痧疗法。

【依症状探疾病】

●**风寒袭络型：**突然眼睑闭合不全，伴恶风寒、发热、肢体拘紧、肌肉关节酸痛。

●**风热袭络型：**突然眼睑闭合不全，伴口苦、咽干微渴、肢体肌肉酸痛。

穴位定位

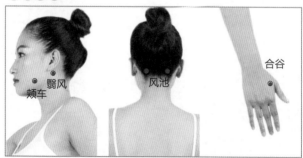

颊车　翳风　　　风池　　　　合谷

特效刮痧疗法

1 角刮▸ 颊车

用刮痧板的角部刮拭颊车2~3分钟，力度轻柔，可不出痧。

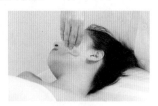

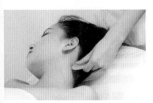

2 角刮▸ 翳风

用刮痧板的角部刮拭翳风30次，力度适中，稍出痧即可。

3 角刮▸ 风池

用刮痧板的角部刮拭风池30次，力度适中，稍出痧即可。

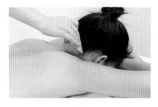

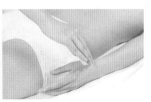

4 角刮▸ 合谷

用刮痧板的角部刮拭合谷30次，力度重，以出痧为度。

临证加减 **风寒袭络者**

1 **面刮▸风门**

用面刮法从上往下刮拭风门20~30次，以出痧为度。

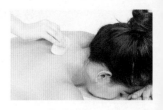

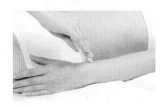

2 **角刮▸列缺**

用角刮法从上往下刮拭列缺20~30次，以出痧为度。

临证加减 **风热袭络者**

1 **面刮▸大椎**

用面刮法从上往下刮拭大椎20~30次，以出痧为度。

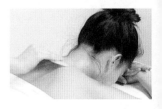

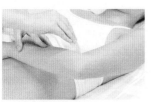

2 **角刮▸曲池**

用角刮法从上往下刮拭曲池20~30次，以出痧为度。

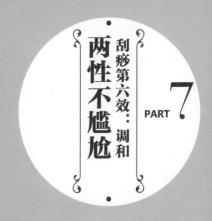

刮痧第六效：调和

两性不尴尬

PART 7

患了妇科、男科病症，
总觉得不好意思上医院，
担心自己的隐私被暴露，
刮痧能很好地解决这种难言之隐，
不让两性病症在日常生活中肆意横行，
为您消除忧虑，
摆脱烦恼。

月经不调 ▶活血除实热

月经不调是指月经的周期、经色、经量、经质发生了改变，可由垂体前叶或卵巢功能异常引起。无论是实热蕴结还是寒凝血瘀引起的月经不调，均可使用刮痧疗法。

【依症状探疾病】

● **实热蕴结型：**月经周期不规律，经血色深红、质稠，兼口渴欲饮。

● **寒凝血瘀型：**月经周期不规律，经血色暗红，有血块，兼小腹冷痛。

穴位定位

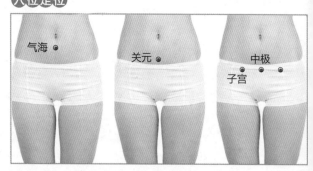

特效刮痧疗法

1 角刮▶气海

用角刮法刮拭气海，力度由轻渐重，重复20～30次，刮至不再出现新痧为止。

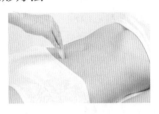

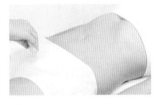

2 角刮▶关元

用角刮法刮拭关元20～30次，力度轻柔，以出痧为度。

3 角刮▶中极

用角刮法刮拭中极20～30次，力度由轻渐重，可不出痧。

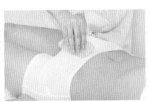

4 角刮▶子宫

用角刮法刮拭子宫，重复20～30次，刮至不再出现新痧为止。

临证
加减 **实热蕴结者**

1 **角刮 ▶ 曲池**

用角刮法从上往下刮拭曲池20～30次，以出痧为度。

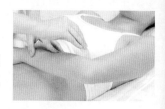

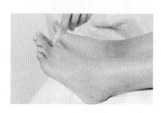

2 **角刮 ▶ 行间**

用角刮法从上往下刮拭行间20～30次，以出痧为度。

临证
加减 **寒凝血瘀者**

1 **面刮 ▶ 肾俞**

用面刮法从上往下刮拭肾俞20～30次，以出痧为度。

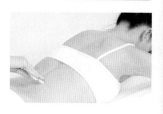

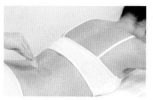

2 **角刮 ▶ 命门**

用角刮法从上往下刮拭命门20～30次，以出痧为度。

痛经 ▶理气化寒瘀

痛经又称"月经痛"，是指妇女在月经前后或经期，出现下腹部或腰骶部剧烈疼痛。无论是气滞血瘀还是寒凝血瘀引起的痛经，均可使用刮痧疗法。

【依症状探疾病】

●**气滞血瘀型**：经前或经期小腹胀痛拒按，经血色紫、有血块，兼乳房胀痛。

●**寒凝血瘀型**：经期小腹冷痛拒按，得热痛减，月经量少色暗。

穴位定位

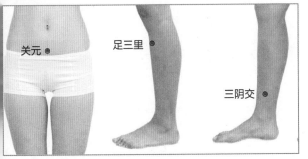

关元　　足三里　　三阴交

特效刮痧疗法

1 角刮 ▸ 关元
用角刮法自上而下刮拭关元30次，力度轻柔，以出痧为度。

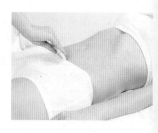

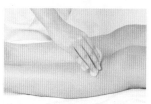

2 面刮 ▸ 足三里
用刮痧板的侧边刮拭足三里30次，以皮肤潮红为度。

3 面刮 ▸ 三阴交
用刮痧板的侧边刮拭三阴交30次，以皮肤潮红为度。

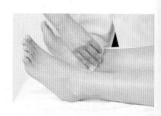

临证加减 气滞血瘀者

1 角刮▸膈俞

用角刮法刮拭膈俞30次，以出痧为度。

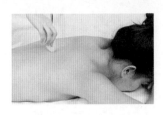

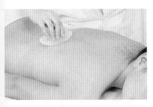

2 面刮▸肝俞

用面刮法刮拭肝俞30次，以出痧为度。

临证加减 寒凝血瘀者

1 面刮▸肾俞

用面刮法刮拭肾俞30次，以出痧为度。

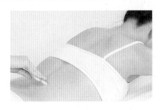

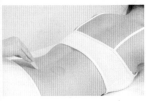

2 角刮▸腰阳关

用角刮法刮拭腰阳关30次，力度适中，以出痧为度。

闭经 ▶散寒理气血

闭经分为2种：凡年过18岁仍未行经者为原发性闭经；月经初潮以后，正常绝经以前（妊娠或哺乳期除外），月经闭止超过6个月者称为继发性闭经。无论是气滞血瘀还是寒凝血瘀引起的闭经，均可使用刮痧疗法。

【依症状探疾病】

● **气滞血瘀型**：月经停闭数月，小腹胀痛拒按，精神抑郁，烦躁易怒，胸胁胀满，嗳气叹息。

● **寒凝血瘀型**：月经停闭数月，小腹冷痛拒按，得热则痛缓，形寒肢冷，面色青白。

穴位定位

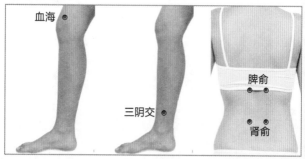

特效刮痧疗法

1 面刮▸ 血海

用面刮法从上往下刮拭血海30次，手法连贯，刮至潮红、出痧为止。

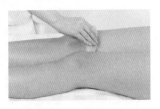

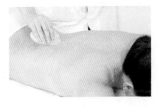

2 面刮▸ 三阴交

用面刮法从上往下刮拭三阴交30次，手法连贯，刮至潮红、出痧为止。

3 角刮▸ 脾俞

用角刮法自上往下刮拭脾俞30次，以潮红、出痧为度。

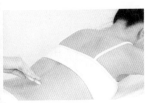

4 面刮▸ 肾俞

用面刮法自上往下刮拭肾俞30次，手法连贯，以出痧为度。

^{临证}^{加减} **气滞血瘀者**

1 面刮▸ 期门

用面刮法刮拭期门30
次，以出痧为度。

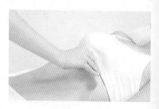

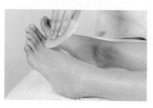

2 角刮▸ 太冲

用角刮法刮拭太冲30
次，以出痧为度。

---

^{临证}^{加减} **寒凝血瘀者**

1 角刮▸ 关元

用角刮法刮拭关元30
次，以出痧为度。

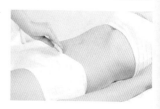

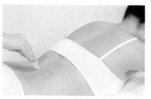

2 角刮▸ 命门

用角刮法刮拭命门30
次，以出痧为度。

崩漏 ▶凉血除湿热

崩漏是指妇女非周期性子宫出血，发病急骤，出血多者为"崩"；病势缓，出血少，淋漓不绝者为"漏"。无论是血热互结还是湿热蕴结引起的崩漏，均可使用刮痧疗法。

【依症状探疾病】

● **血热互结型**：血色深红，血质黏稠，气味臭秽，口干喜饮。

● **湿热蕴结型**：血量多，色紫红而黏腻，带下量多，色黄臭秽，阴痒。

穴位定位

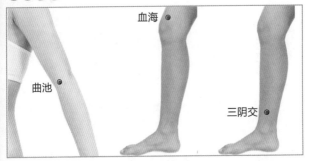

血海

曲池

三阴交

特效刮痧疗法

1 面刮 ▶ 曲池

以刮痧板的厚边棱角边侧为着力点，刮拭曲池30次，力度适中，以出痧为度。

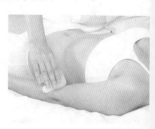

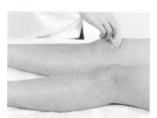

2 点刮 ▶ 血海

用点刮法从上至下刮拭血海30次，至皮肤发红，皮下紫色痧斑、痧痕形成为止。

3 点刮 ▶ 三阴交

用点刮法从上至下刮拭三阴交30次，中间不宜停顿，一次刮完，以出痧为度。

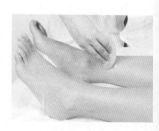

临证加减 | 血热互结者

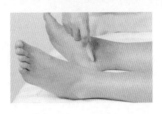

1 角刮▸ 水泉

用角刮法刮拭水泉30次，以出痧为度。

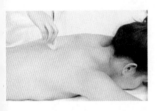

2 角刮▸ 膈俞

用角刮法刮拭膈俞30次，以出痧为度。

临证加减 | 湿热蕴结者

1 面刮▸ 脾俞

用面刮法刮拭脾俞30次，以出痧为度。

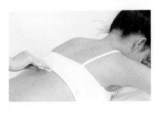

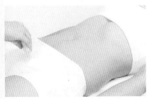

2 角刮▸ 中极

用角刮法刮拭中极30次，以出痧为度。

带下病 ▶健脾祛湿热

带下病指阴道分泌多量或少量的白色分泌物，有臭味及异味，色泽异常，多因带脉失约，冲任失调而成。无论是湿热下注还是脾气虚弱引起的带下病，均可使用刮痧疗法。

【依症状探疾病】

●**湿热下注型：** 带下量多，色黄或黄白，质黏腻，有臭气，或小腹作痛，或带下色白质黏如豆腐渣状。

●**脾气虚弱型：** 带下色白或淡黄，质黏稠，无臭气，绵绵不断，面色萎黄，四肢欠温，精神疲倦。

穴位定位

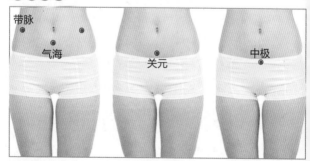

带脉

气海

关元

中极

特效刮痧疗法

1 角刮▸带脉
用刮痧板的角部横刮带脉30次，用力平稳，逐渐加重，以潮红出痧为度。

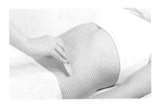

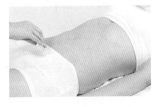

2 面刮▸气海
用刮痧板的厚边棱角面侧刮拭气海30次，以潮红、出痧为度。

3 面刮▸关元
用面刮法刮拭关元30次，力度适中，以潮红、出痧为度。

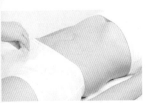

4 面刮▸中极
用刮痧板的厚边棱角面侧刮拭中极30次，以潮红、出痧为度。

临证加减 **湿热下注者**

1 **角刮▸ 三阴交**
用角刮法刮拭三阴交30次，以出痧为度。

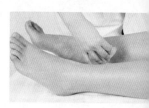

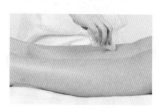

2 **角刮▸ 阴陵泉**
用角刮法刮拭阴陵泉30次，力度适中，以出痧为度。

临证加减 **脾气虚弱者**

1 **面刮▸ 脾俞**
用面刮法刮拭脾俞30次，以出痧为度。

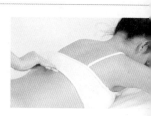

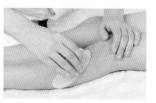

2 **面刮▸ 足三里**
用面刮法刮拭足三里30次，以出痧为度。

子宫脱垂 ▶散邪益气血

子宫脱垂的病因是支托子宫及盆腔脏器之组织损伤或失去支托力，以及骤然或长期增加腹压所致。无论是气血亏虚还是邪毒感染引起的子宫脱垂，均可使用刮痧疗法。

【依症状探疾病】

●**气血亏虚型**：子宫下移，或脱出阴道口外，劳则加剧，小腹下坠，神倦乏力，少气懒言，小便频数。

●**邪毒感染型**：子宫位置下垂，或脱出阴道口外，局部有红肿溃烂，黄水淋漓，阴门肿痛，小便赤数。

穴位定位

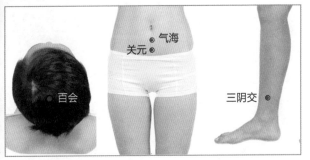

百会　气海　关元　三阴交

特效刮痧疗法

1 面刮▸百会

用刮痧板的厚边棱角面侧刮拭百会30次，由浅入深逐渐加重力度，以局部发热为宜。

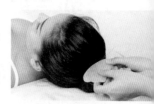

2 角刮▸气海

用角刮法刮拭气海，力度由轻渐重，重复20～30次，刮至不再出现新痧为止。

3 角刮▸关元

用角刮法刮拭关元20～30次，刮至不再出现新痧为止。

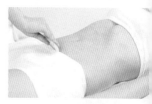

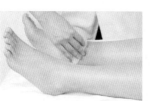

4 面刮▸三阴交

用面刮法从上往下刮拭三阴交20～30次，至不再出现新痧为止。

临证
加减 } **气血亏虚者**

1 **面刮▸脾俞**

用面刮法刮拭脾俞30
次，以出痧为度。

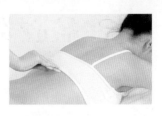

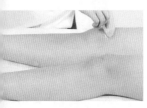

2 **角刮▸血海**

用角刮法刮拭血海30
次，以出痧为度。

临证
加减 } **邪毒感染者**

1 **角刮▸合谷**

用角刮法刮拭合谷30
次，以出痧为度。

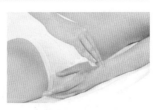

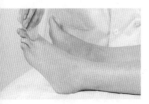

2 **角刮▸内庭**

用角刮法刮拭内庭30
次，以出痧为度。

慢性盆腔炎 ▶理气除湿热

慢性盆腔炎指的是女性内生殖器官、周围结缔组织及盆腔腹膜发生慢性炎症，反复发作，经久不愈。无论是湿热下注还是气滞血瘀引起的慢性盆腔炎，均可使用刮痧疗法。

【依症状探疾病】

●**湿热下注型**：经行前后发热，下腹部疼痛拒按，带色黄或臭，小便黄赤涩痛，大便不调。

●**气滞血瘀型**：下腹部疼痛拒按，或有低热，腰骶酸痛，痛经，经前乳胀，月经失调，盆腔有包块。

穴位定位

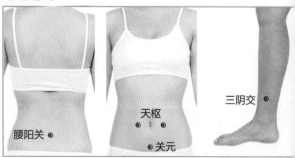

腰阳关 ●

天枢

● 关元

三阴交 ●

特效刮痧疗法

1　面刮 ▸ 腰阳关

用刮痧板的厚棱角面侧重刮腰阳关30次，至皮肤发红，皮下紫色痧斑形成为止。

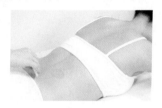

2　面刮 ▸ 天枢

用刮痧板的厚棱角面侧刮拭天枢30次，以出痧为度。

3　面刮 ▸ 关元

用面刮法从上往下刮拭关元30次，力度适中，以出痧为度。

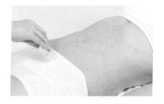

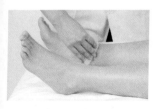

4　面刮 ▸ 三阴交

用面刮法刮拭三阴交30次，力度适中，以出痧为度。

临证加减 ▶ 湿热下注者

1 角刮 ▶ 中极

用角刮法刮拭中极30次，以出痧为度。

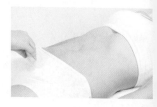

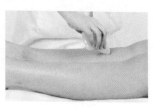

2 角刮 ▶ 阴陵泉

用角刮法刮拭阴陵泉30次，以出痧为度。

临证加减 ▶ 气滞血瘀者

1 角刮 ▶ 血海

用角刮法刮拭血海30次，以出痧为度。

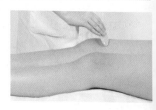

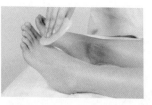

2 角刮 ▶ 太冲

用角刮法刮拭太冲30次，以出痧为度。

乳腺增生 ▶散结除痰瘀

乳腺增生是指正常乳腺小叶生理性增生与复旧不全，乳腺正常结构出现紊乱的疾病。无论是肝郁气滞还是痰瘀凝滞引起的乳腺增生，均可使用刮痧疗法。

【依症状探疾病】

● 肝郁气滞型：忧郁寡欢，心烦易躁，两侧乳房胀痛，可扪及肿块，其肿块常随情志波动而消长。

● 痰瘀凝滞型：乳房结块经久难消，胀痛或刺痛，触之肿块质地较硬，活动度较差，平时痰多，质黏稠。

穴位定位

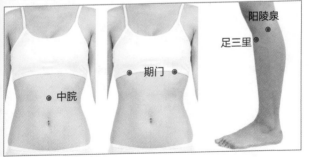

中脘　期门　足三里　阳陵泉

特效刮痧疗法

1 角刮▸中脘

用角刮法自上而下轻刮中脘30次，以酸胀、出痧为度。

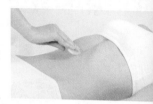

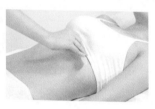

2 面刮▸期门

用面刮法从内往外刮拭期门30次，力度适中，以出痧为度。

3 面刮▸阳陵泉

用面刮法自上而下刮拭阳陵泉1~3分钟，刮至皮肤发红，皮下紫色痧斑形成为止。

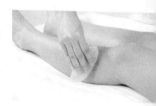

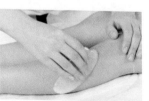

4 面刮▸足三里

用面刮法自上而下刮拭足三里1~3分钟，以潮红、出痧为度。

临证
加减 〉 **肝郁气滞者**

1 **面刮▶肝俞**

用面刮法刮拭肝俞30次，以出痧为度。

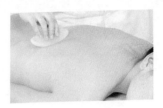

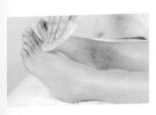

2 **角刮▶太冲**

用角刮法刮拭太冲30次，以出痧为度。

临证
加减 〉 **痰瘀凝滞者**

1 **角刮▶膈俞**

用角刮法刮拭膈俞30次，以出痧为度。

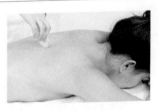

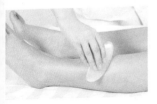

2 **面刮▶丰隆**

用面刮法刮拭丰隆30次，以出痧为度。

妊娠呕吐 ▶止呕健脾胃

妊娠呕吐是指妊娠后2~3个月出现的呕吐。临床主要表现为恶心、呕吐、择食等，伴有全身乏力、精神委靡、心悸气促、身体消瘦等症，一般在清晨空腹时较重。

【选穴分析】

内关能宁心安神、和胃理气，对胸部、心脏部位以及胃部的病症效果比较明显；足三里为胃经之合穴，能生发胃气、燥化脾湿；三阴交能健脾胃、益肝肾、调经带。诸穴合用，能有效健脾和胃，缓解妊娠呕吐。

穴位定位

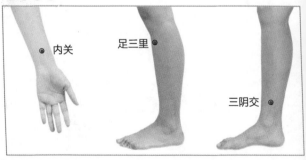

内关

足三里

三阴交

特效刮痧疗法

1 角刮▶内关

用角刮法刮拭内关30次，力度适中，以潮红、出痧为度。

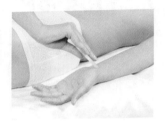

2 面刮▶足三里

用面刮法刮拭足三里30次，力度适中，以潮红、出痧为度。

3 面刮▶三阴交

用面刮法刮拭三阴交30次，力度适中，以潮红为度。

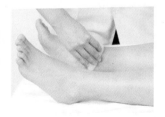

产后腹痛 ▶化瘀除阴寒

产后腹痛一般疼痛2～3天，若超过1周连续腹痛，伴有恶露量增多，预示盆腔内有炎症。无论是血瘀阻络还是阴寒凝滞引起的产后腹痛，均可使用刮痧疗法。

【依症状探疾病】

●**血瘀阻络型：**少腹胀痛，或可摸及硬块，恶露涩滞，量少色暗而夹有瘀块。

●**阴寒凝滞型：**小腹冷痛拒按，得热稍减，恶露难下，面色青白，四肢不温。

穴位定位

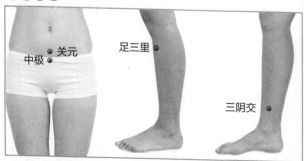

中极　关元　足三里　三阴交

特效刮痧疗法

1 面刮▸ 关元

用刮痧板的边缘刮拭关元30次，力度适中，以出痧为度。

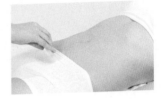

2 面刮▸ 中极

用刮痧板的边缘刮拭中极30次，力度适中，以出痧为度。

3 面刮▸ 足三里

用面刮法刮拭足三里30次，力度适中，以潮红、出痧为度。

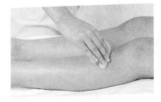

4 面刮▸ 三阴交

用面刮法刮拭三阴交30次，力度微重，以出痧为度。

临证加减 ► 血瘀阻络者

1 角刮 ► 膈俞

用角刮法刮拭膈俞30次，力度适中，以出痧为度。

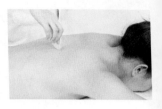

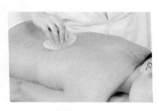

2 面刮 ► 肝俞

用面刮法刮拭肝俞30次，力度适中，以出痧为度。

临证加减 ► 阴寒凝滞者

1 面刮 ► 阴交

用面刮法刮拭阴交30次，力度适中，以出痧为度。

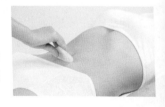

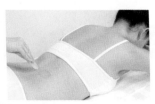

2 角刮 ► 命门

用角刮法刮拭命门30次，力度适中，以出痧为度。

产后缺乳 ▶疏肝养气血

产后缺乳是指产后乳汁分泌量少，不能满足婴儿需要的一种症状，多因素体虚弱，或产期失血过多所致。无论是气血虚弱还是肝气郁滞引起的产后缺乳，均可使用刮痧疗法。

【依症状探疾病】

● 气血虚弱型：产后乳少，甚或全无，乳汁清稀，乳房柔软，无胀满感，神倦食少，面色无华。

● 肝气郁滞型：产后乳汁涩少，浓稠，或乳汁不下，乳房胀硬疼痛，情志抑郁，胸胁胀闷，食欲不振。

穴位定位

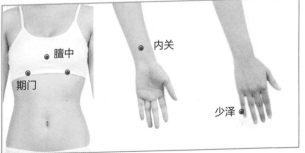

膻中

内关

期门

少泽

特效刮痧疗法

1 **角刮▸膻中**
用角刮法刮拭膻中30次，力度适中，以潮红、出痧为度。

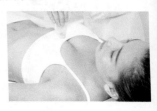

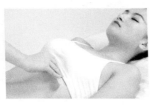

2 **面刮▸期门**
用面刮法由内向外刮拭期门30次，以潮红、出痧为度。

3 **角刮▸内关**
用角刮法刮拭内关30次，力度适中，以潮红、出痧为度。

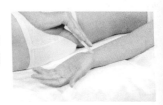

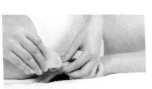

4 **角刮▸少泽**
用角刮法刮拭少泽30次，力度微重，以有酸麻胀痛感为佳。

临证
加减 **气血虚弱者**

1 面刮▸ 气海
用面刮法刮拭气海30次，力度适中，以出痧为度。

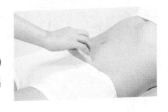

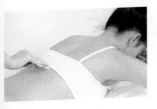

2 面刮▸ 脾俞
用面刮法刮拭脾俞30次，力度适中，以出痧为度。

临证
加减 **肝气郁滞者**

1 面刮▸ 肝俞
用面刮法刮拭肝俞30次，力度适中，以出痧为度。

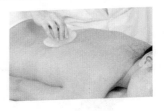

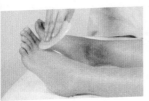

2 角刮▸ 太冲
用角刮法刮拭太冲30次，力度适中，以出痧为度。

围绝经期综合征 ▶滋阴交心肾

围绝经期综合征是指女性从生育期向老年期过渡期间，雌激素分泌减少，自主神经功能失调的疾病。无论是心肾不交还是肝肾阴虚引起的围绝经期综合征，均可使用刮痧疗法。

【依症状探疾病】

●**心肾不交型：**心烦不眠，惊悸多梦，头晕，健忘，耳鸣，腰膝酸软，咽干，尿黄，便结，或见潮热、盗汗。

●**肝肾阴虚型：**头晕目眩，耳鸣健忘，失眠多梦，口燥咽干，胁痛，腰膝酸软，五心烦热，颧红盗汗。

穴位定位

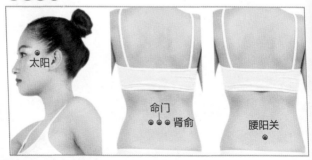

特效刮痧疗法

1 角刮▸太阳

用刮痧板的角部轻轻刮拭太阳3～5分钟，由上至下，速度适中，可不出痧。

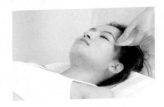

2 面刮▸命门

用面刮法刮拭命门1～3分钟，力度微重，速度适中，以出痧为度。

3 面刮▸肾俞

用面刮法刮拭肾俞1～3分钟，力度微重，速度适中，以出痧为度。

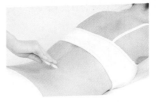

4 面刮▸腰阳关

用面刮法刮拭腰阳关1～3分钟，力度微重，速度适中，以出痧为度。

心肾不交者

1 **面刮▸ 心俞**

用面刮法刮拭心俞30次，力度适中，以出痧为度。

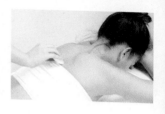

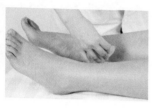

2 **角刮▸ 三阴交**

用角刮法刮拭三阴交30次，力度适中，以出痧为度。

肝肾阴虚者

1 **面刮▸ 肝俞**

用面刮法刮拭肝俞30次，力度适中，以出痧为度。

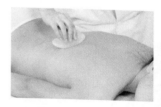

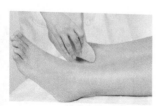

2 **角刮▸ 太溪**

用角刮法刮拭太溪30次，力度适中，以出痧为度。

前列腺炎 ▶活血利湿热

前列腺炎是现在社会上成年男性常见病之一，是由多种复杂原因和诱因引起的前列腺的炎症。无论是湿热下注还是气滞血瘀引起的前列腺炎，均可使用刮痧疗法。

【依症状探疾病】

●**湿热下注型：**小便淋漓赤痛，少腹拘急，会阴部胀痛，尿道口有白浊溢出。

●**气滞血瘀型：**小便涩滞会阴及小腹下坠胀痛，前列腺肿大坚硬。

穴位定位

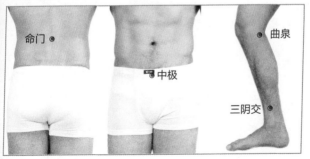

命门

中极

曲泉

三阴交

——— 特效刮痧疗法 ———

1 **角刮▸命门**

用刮痧板的角部刮拭命门30次，力度适中，以潮红为度。

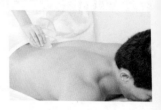

2 **角刮▸中极**

用刮痧板的角部刮拭中极30次，由上至下，力度适中，以皮肤潮红为度。

3 **面刮▸曲泉**

用面刮法刮拭曲泉10～15次，力度稍重，以出痧为度。

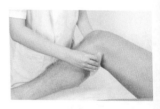

4 **面刮▸三阴交**

用面刮法刮拭三阴交10～15次，力度稍重，以出痧为度。

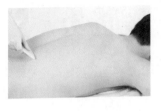

临证
加减 } **湿热下注者**

1 面刮▸ **三焦俞**

用面刮法刮拭三焦俞30次，力度适中，以出痧为度。

2 角刮▸ **阴陵泉**

用角刮法刮拭阴陵泉30次，力度适中，以出痧为度。

临证
加减 } **气滞血瘀者**

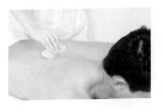

1 面刮▸ **膈俞**

用面刮法刮拭膈俞30次，力度适中，以出痧为度。

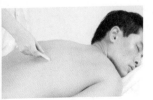

2 面刮▸ **肝俞**

用面刮法刮拭肝俞30次，力度适中，以出痧为度。

膀胱炎 ▶清热利水湿

膀胱炎是泌尿系统最常见的疾病，多是由于细菌感染所引起，长时间憋尿、性生活不洁也容易发病。无论是膀胱湿热还是阴虚湿热引起的膀胱炎，均可使用刮痧疗法。

【依症状探疾病】

● **膀胱湿热型**：小便频急不爽，尿道灼热刺痛，尿黄浑浊，腰痛，恶寒发热，大便黏滞不爽。

● **阴虚湿热型**：尿频不畅，解时刺痛，腰酸乏力，午后低热，手足烦热，口干，口苦。

穴位定位

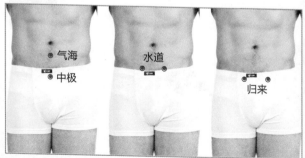

气海
中极
水道
归来

特效刮痧疗法

1 角刮▸气海

用角刮法刮拭气海15次，力度微重，至潮红、发热为度。

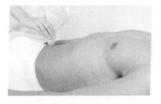

2 角刮▸中极

用角刮法刮拭中极15次，力度微重，至潮红、发热为度。

3 角刮▸水道

用刮痧板的角部刮拭水道30次，由上到下，可不出痧。

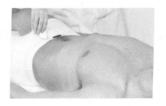

4 角刮▸归来

用刮痧板的角部刮拭归来30次，由上到下，可不出痧。

临证
加减 **膀胱湿热者**

1 **面刮▶ 次髎**

用面刮法刮拭次髎30
次，以出痧为度。

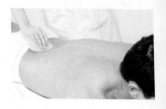

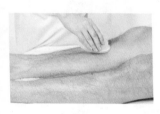

2 **角刮▶ 阴陵泉**

用角刮法刮拭阴陵泉
30次，力度适中，以
出痧为度。

临证
加减 **阴虚湿热者**

1 **面刮▶ 肾俞**

用面刮法刮拭肾俞30
次，以出痧为度。

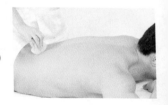

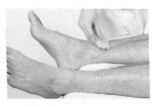

2 **角刮▶ 三阴交**

用角刮法刮拭三阴交
30次，力度适中，以
出痧为度。

尿道炎 ▶除湿散郁热

尿道炎是由于尿道损伤、尿道内异物、尿道梗阻、邻近器官出现炎症或性生活不洁等原因引起的尿道细菌感染。无论是湿热蕴结还是肝胆郁热引起的，均可使用刮痧疗法。

【依症状探疾病】

●**湿热蕴结型：**小便频数短涩，灼热刺痛，色黄赤，少腹拘急胀痛，口苦，腰痛，便秘。

●**肝胆郁热型：**小便黄赤，寒热往来，烦躁不安，胸胁胀痛，食欲减退，口苦，呕吐。

穴位定位

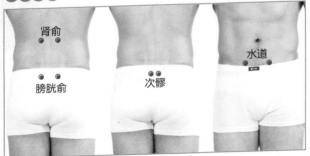

肾俞

膀胱俞

次髎

水道

特效刮痧疗法

1 面刮▸肾俞

用面刮法刮拭肾俞10～15次，力度微重，由上至下，以出痧为度。

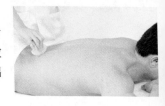

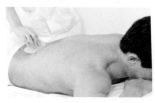

2 面刮▸膀胱俞

用面刮法由上至下刮拭膀胱俞10～15次，以出痧为度。

3 面刮▸次髎

用面刮法由上至下刮拭次髎10～15次，以出痧为度。

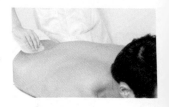

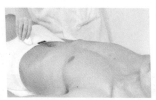

4 角刮▸水道

用刮痧板的厚棱角由上至下刮拭水道30次，可不出痧。

湿热蕴结者

1 角刮 ▶ 中极

用角刮法刮拭中极30次，以出痧为度。

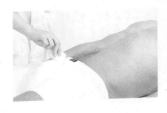

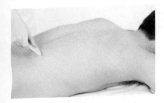

2 面刮 ▶ 三焦俞

用面刮法刮拭三焦俞30次，以出痧为度。

肝胆郁热者

1 角刮 ▶ 阴陵泉

用角刮法刮拭阴陵泉30次，以出痧为度。

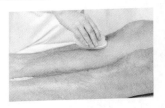

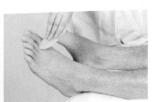

2 角刮 ▶ 行间

用角刮法刮拭行间30次，以出痧为度。

尿潴留 ▶化瘀除湿热

尿潴留是指膀胱内积有大量尿液而不能排出的疾病，分为急性尿潴留和慢性尿潴留。无论是湿热内蕴还是瘀血阻滞引起的尿潴留，均可使用刮痧疗法。

【依症状探疾病】

●**湿热内蕴型：**小便难出，兼见小腹胀满，身热，口渴不欲饮。

●**瘀血阻滞型：**排尿不畅，甚至点滴而出，尿时疼痛，兼见小腹满痛。

穴位定位

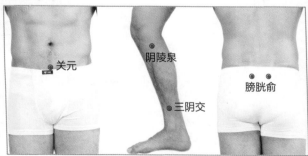

—— 特效刮痧疗法 ——

1 **角刮▶ 关元**

用刮痧板的角部刮拭关元30次，至皮肤发红，皮下紫色痧斑、痧痕形成为止。

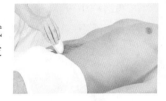

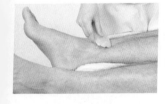

2 **角刮▶ 三阴交**

用角刮法自上而下刮拭三阴交30次，以出痧为度。

3 **角刮▶ 阴陵泉**

用角刮法自上而下刮拭阴陵泉30次，以出痧为度。

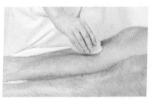

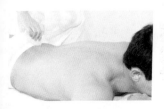

4 **角刮▶ 膀胱俞**

用刮痧板角部刮拭患者膀胱俞穴30次，以出痧为度。

^{临证}_{加减} **湿热内蕴者**

1 角刮▶中极

用角刮法刮拭中极30次，力度适中，可不出痧。

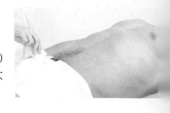

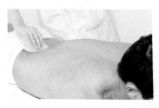

2 面刮▶八髎

用面刮法刮拭八髎30次，力度适中，可不出痧。

^{临证}_{加减} **瘀血阻滞者**

1 面刮▶血海

用面刮法刮拭血海30次，以出痧为度。

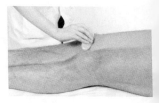

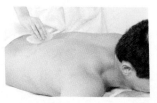

2 面刮▶脾俞

用面刮法刮拭脾俞30次，以出痧为度。

早泄 ▶补肾除肝热

早泄是指性交时间极短，或阴茎插入阴道就射精，随后阴茎即疲软，不能正常进行性交的一种病症。无论是肾虚不固还是肝经湿热引起的早泄，均可使用刮痧疗法。

【依症状探疾病】

● **肾虚不固型**：早泄，性欲减退，遗精或阳痿，腰膝酸软，夜尿多，小便清长。

● **肝经湿热型**：泄精过早，阴茎易举，阴囊潮湿，瘙痒坠胀，小便赤涩。

穴位定位

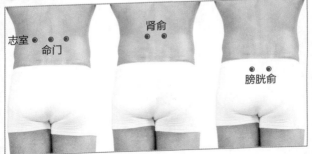

特效刮痧疗法

1 面刮▶ 命门

用刮痧板的厚棱角面侧刮拭命门10～15次，以出现紫色痧斑、痧痕为度。

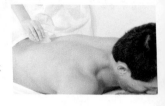

2 面刮▶ 志室

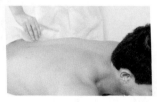

用面刮法刮拭志室10～15次，由上至下，以出现紫色痧斑、痧痕为度。

3 面刮▶ 肾俞

用面刮法由上至下刮拭肾俞10～15次，力度重，以出痧为度。

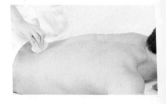

4 面刮▶ 膀胱俞

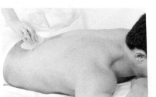

用刮痧板的厚棱角面侧刮拭膀胱俞10～15次，以出痧为度。

临证
加减 ▷ **肾虚不固者**

1 角刮 ▸ **太溪**

用角刮法刮拭太溪30
次，力度适中，以出
痧为度。

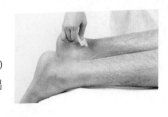

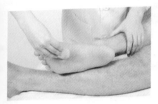

2 角刮 ▸ **涌泉**

用角刮法刮拭涌泉30
次，力度适中，可不
出痧。

临证
加减 ▷ **肝经湿热者**

1 面刮 ▸ **肝俞**

用面刮法刮拭肝俞30
次，力度适中，以出
痧为度。

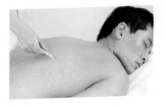

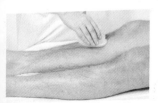

2 角刮 ▸ **阴陵泉**

用角刮法刮拭阴陵泉
30次，力度适中，以
出痧为度。

阳痿 ▶调肝利湿热

阳痿是指在企图性交时，阴茎勃起硬度不足以插入阴道，或阴茎勃起硬度维持时间不足于完成满意的性生活。无论是湿热下注还是肝气郁滞引起的阳痿，均可使用刮痧疗法。

【依症状探疾病】

●**湿热下注型**：阴茎痿软，阴囊潮湿，睾丸胀痛，或有血精，茎中痒痛，尿黄混浊，尿后余沥。

●**肝气郁滞型**：阳痿不举，或举而不坚，或性欲淡漠，伴忧愁烦恼，悲观失望，胸闷叹气，胁痛，腹胀。

穴位定位

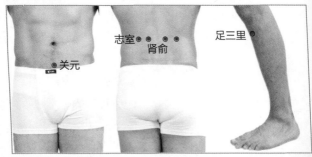

特效刮痧疗法

1 **角刮▶ 关元**
用刮痧板的角部刮拭关元30次，力度适中，以出痧为度。

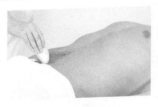

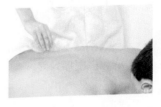

2 **面刮▶ 肾俞**
用刮痧板的厚棱角面侧刮拭肾俞10～15次，至皮下紫色痧斑、痧痕形成为止。

3 **面刮▶ 志室**
用刮痧板的厚棱角面侧刮拭志室10～15次，以出痧为度。

4 **面刮▶ 足三里**
用面刮法从上往下重刮足三里30次，至皮下紫色痧斑、痧痕形成为止。

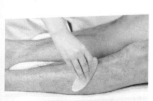

^{临证}
加减 **湿热下注者**

1 角刮▸ **中极**

用角刮法刮拭中极30次，可不出痧。

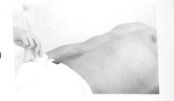

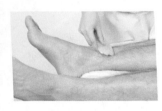

2 角刮▸ **三阴交**

用角刮法刮拭三阴交30次，可不出痧。

---

^{临证}
加减 **肝气郁滞者**

1 面刮▸ **肝俞**

用面刮法刮拭肝俞30次，以出痧为度。

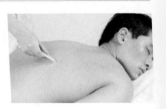

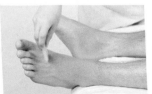

2 角刮▸ **太冲**

用角刮法刮拭太冲30次，以出痧为度。

遗精 ▶利湿交心肾

遗精是指无性交而精液自行外泄的一种男性疾病。睡眠时精液外泄者为梦遗；清醒时精液外泄者为滑精。无论是心肾不交还是湿热下注引起的遗精，均可使用刮痧疗法。

【依症状探疾病】

●**心肾不交型**：梦中遗精，心中烦热，夜寐不宁，头晕目眩，疲乏无力，心悸怔忡，小便短赤。

●**湿热下注型**：遗精频作，小便热赤浑浊，或小便不爽，口苦口干，心烦少寐，大便溏而后重，腹脘痞闷。

穴位定位

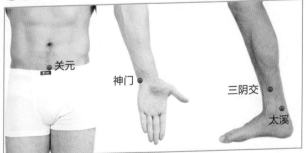

关元　神门　三阴交　太溪

特效刮痧疗法

1 角刮▸ 关元

用刮痧板的厚棱角刮拭关元30次,力度适中,以出痧为度。

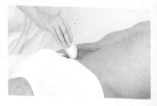

2 角刮▸ 神门

用角刮法刮拭神门30次,力度适中,以皮肤潮红为度。

3 角刮▸ 三阴交

用角刮法重刮三阴交30次,力度重,以出痧为度。

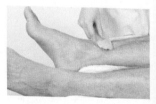

4 角刮▸ 太溪

用角刮法重刮太溪30次,力度略重,以出痧为度。

临证加减 ▸ 心肾不交者

1 面刮 ▸ 心俞

用面刮法刮拭心俞30次，以出痧为度。

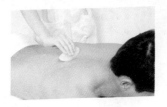

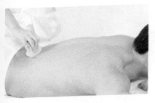

2 面刮 ▸ 肾俞

用面刮法刮拭肾俞30次，以出痧为度。

临证加减 ▸ 湿热下注者

1 角刮 ▸ 中极

用角刮法刮拭中极30次，以出痧为度。

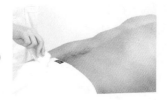

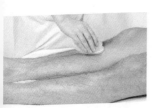

2 角刮 ▸ 阴陵泉

用角刮法刮拭阴陵泉30次，以出痧为度。

阴囊潮湿 ▶利湿健脾肾

阴囊潮湿是指由于脾虚肾虚、药物过敏、真菌滋生等原因引起的男性阴囊糜烂、潮湿、瘙痒等症状。无论是湿热下注还是脾肾阳虚引起的阴囊潮湿，均可使用刮痧疗法。

【依症状探疾病】

●**湿热下注型**：阴囊可见丘疹、小疮、脓疮，搔破后出现糜烂渗出、结痂等变化，阴囊皮肤红赤、灼痛。

●**脾肾阳虚型**：阴囊皮肤增厚，粗糙如草，颜色发黑，瘙痒难忍，伴乏力。

穴位定位

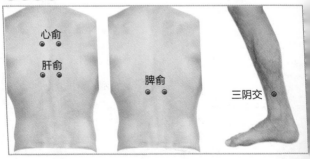

心俞

肝俞

脾俞

三阴交

特效刮痧疗法

1 **面刮▸ 心俞**
用刮痧板的侧边刮拭
心俞10～15次，以出
痧为度。

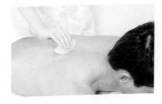

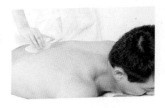

2 **面刮▸ 肝俞**
用刮痧板的侧边刮拭
肝俞10～15次，以出
痧为度。

3 **面刮▸ 脾俞**
用刮痧板的侧边刮拭
脾俞10～15次，以出
痧为度。

4 **面刮▸ 三阴交**
用面刮法刮拭三阴交
30次，力度适中，稍
出痧即可。

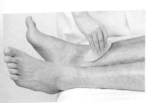

临证加减 **湿热下注者**

1 角刮▶中极

用角刮法刮拭中极30次，力度适中，稍出痧即可。

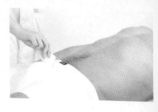

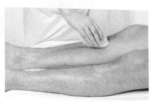

2 角刮▶阴陵泉

用角刮法刮拭阴陵泉30次，力度适中，稍出痧即可。

临证加减 **脾肾阳虚者**

1 角刮▶关元

用角刮法刮拭关元30次，以潮红为度。

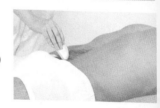

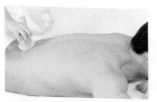

2 面刮▶肾俞

用面刮法刮拭肾俞30次，以潮红为度。

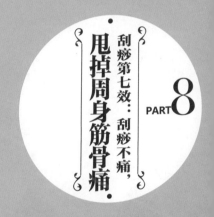

PART **8**

甩掉周身筋骨痛

刮痧第七效：刮痧不痛，

经络气血不通畅不仅可以引起筋骨疼痛，
也是引起众多骨伤病症的原因。
刮痧具有舒筋活络、行气活血的特点，
可以很好地治疗筋骨痛。
刮拭过程中随着痧的排出，
经络瞬间通畅，
疼痛及其他不适感会立刻减轻，甚至消失。

颈椎病 ▶活血除寒湿

颈椎病又称颈椎综合征，是颈椎骨关节炎、增生性颈椎炎、颈神经根综合征、颈椎间盘脱出症的总称。无论是寒湿阻络还是气血两虚夹瘀引起的颈椎病，均可使用刮痧疗法。

【依症状探疾病】

●寒湿阻络型：头痛或后枕部疼痛，颈僵，转侧不利，一侧或两侧肩臂及手指酸麻胀痛。

●气血两虚夹瘀型：头昏，眩晕，视物模糊或视物目痛，身软乏力，纳差，颈部酸痛，或双肩疼痛。

穴位定位

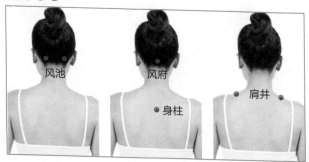

风池　风府　身柱　肩井

特效刮痧疗法

1 角刮▶ 风池

用角刮法刮拭风池30次，力度适中，以出痧为度。

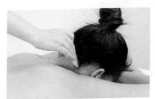

2 角刮▶ 风府

用角刮法刮拭风府30次，力度适中，以出痧为度。

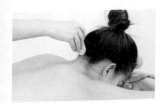

3 面刮▶ 身柱

用面刮法刮拭身柱30次，力度适中，以出痧为度。

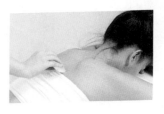

4 面刮▶ 肩井

用面刮法从上至下刮肩井30次，力度适中，以出痧为度。

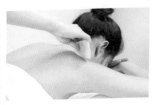

临证
加减 ▸ **寒湿阻络者**

1 **面刮** ▸ **风门**

用面刮法刮拭风门30次，以出痧为度。

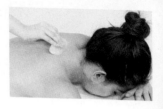

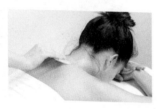

2 **面刮** ▸ **大椎**

用面刮法刮拭大椎30次，以出痧为度。

临证
加减 ▸ **气血两虚夹瘀者**

1 **角刮** ▸ **膈俞**

用角刮法刮拭膈俞30次，至皮下紫色痧斑、痧痕形成为止。

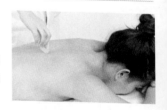

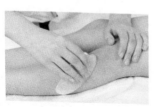

2 **面刮** ▸ **足三里**

用面刮法刮拭足三里30次，至皮下紫色痧斑、痧痕形成为止。

落枕 ▶行气散风寒

落枕多因睡卧时体位不当，造成颈部肌肉损伤，或颈部感受风寒，或外伤，致使经络不通，气血凝滞而成。无论是风寒袭络还是气滞血瘀引起的落枕，均可使用刮痧疗法。

【依症状探疾病】

● **风寒袭络型：** 颈项疼痛、重着，或伴恶寒发热，头痛，头晕。

● **气滞血瘀型：** 颈项部刺痛，固定不移，且有明显的夜卧姿势不当或颈项外伤史。

穴位定位

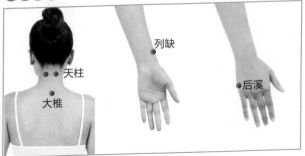

特效刮痧疗法

1 **角刮▶ 大椎**

用刮痧板的角部由上
至下刮拭大椎30次，
可不出痧。

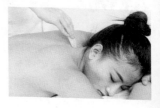

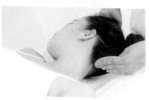

2 **角刮▶ 天柱**

用刮痧板的角部刮拭
天柱30次，力度轻
柔，以潮红为度。

3 **角刮▶ 列缺**

用角刮法从上往下刮
拭列缺30次，力度由
轻至重，以潮红、发
热为度。

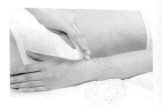

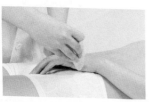

4 **角刮▶ 后溪**

用角刮法重刮后溪30
次，力度适中，以出
痧为度。

临证加减 ▶ 风寒袭络者

1 角刮 ▶ 风池

用角刮法刮拭风池30次，以出痧为度。

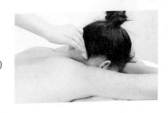

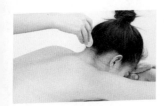

2 角刮 ▶ 风府

用角刮法刮拭风府30次，以出痧为度。

临证加减 ▶ 气滞血瘀者

1 角刮 ▶ 膈俞

用角刮法刮拭膈俞30次，以出痧为度。

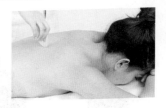

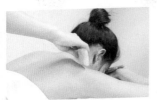

2 面刮 ▶ 肩井

用面刮法刮拭肩井30次，以出痧为度。

肩周炎 ▶通络祛寒瘀

肩周炎是肩部关节囊和关节周围软组织的一种退行性、炎症性慢性疾患。无论是气滞血瘀还是风寒入络引起的肩周炎，均可使用刮痧疗法。

【依症状探疾病】

●**气滞血瘀型**：肩部疼痛剧烈，如针刺或刀割样跳痛，痛处不移，拒按，夜晚痛甚。

●**风寒入络型**：肩部拘急疼痛，痛牵肩胛、背部、上臂及颈项，痛点固定不移并向周围放射。

穴位定位

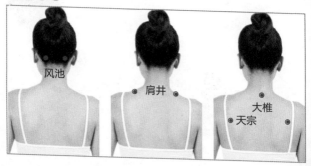

特效刮痧疗法

1 角刮 ▶ 风池

用刮痧板的角部从上往下刮拭风池10～15次，用力重刮，以出痧为度。

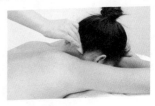

2 角刮 ▶ 肩井

用刮痧板的角部从上往下刮拭肩井10～15次，用力重刮，以出痧为度。

3 面刮 ▶ 大椎

用面刮法刮拭大椎30次，力度轻柔，以皮肤潮红为度。

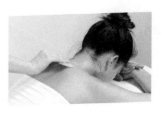

4 点刮 ▶ 天宗

用点刮法刮拭天宗30次，力度略重，以出痧为度。

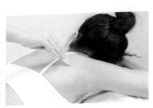

临证加减 ▷ **气滞血瘀者**

1 **角刮 ▷ 膈俞**
用角刮法刮拭膈俞30次，以出痧为度。

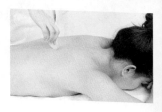

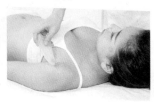

2 **角刮 ▷ 肩髃**
用角刮法刮拭肩髃30次，以出痧为度。

临证加减 ▷ **风寒入络者**

1 **角刮 ▷ 风府**
用角刮法刮拭风府30次，以出痧为度。

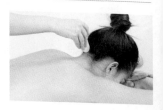

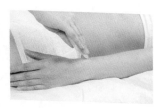

2 **角刮 ▷ 列缺**
用角刮法刮拭列缺30次，以出痧为度。

腰椎间盘突出 ▶行气通经络

腰椎间盘突出症以突出物的大小分为膨出、突出和脱出，以临床症状的轻重分急性期和缓解期。无论是风寒阻络还是气滞血瘀引起的腰椎间盘突出，均可使用刮痧疗法。

【依症状探疾病】

● 风寒阻络型：腰腿疼痛有沉重感，自觉四肢湿冷，症状随天气变化，脊柱侧弯、椎旁压痛或放射痛。

● 气滞血瘀型：腰痛症状明显，脊柱侧弯，向下肢放射，在咳嗽、大笑时症状加重，晚期可见肌肉萎缩。

穴位定位

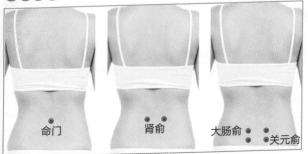

命门　　　　　　肾俞　　　　　大肠俞　　关元俞

—— 特效刮痧疗法 ——

1 角刮▸命门

用刮痧板的角部刮拭命门30次，力度轻柔，可不出痧。

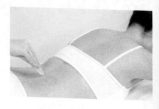

2 面刮▸肾俞

用面刮法刮拭肾俞10～15次，力度微重，以出痧为度。

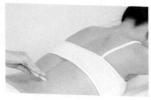

3 面刮▸大肠俞

用面刮法刮拭大肠俞10～15次，力度微重，以出痧为度。

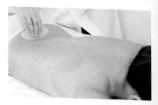

4 面刮▸关元俞

用面刮法刮拭关元俞10～15次，力度微重，以出痧为度。

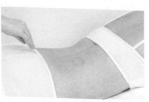

临证
加减　**风寒阻络者**

1　**面刮▸大椎**

用面刮法刮拭大椎30次，力度微重，以出痧为度。

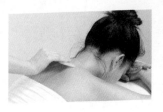

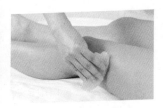

2　**面刮▸风市**

用面刮法刮拭风市30次，力度微重，以出痧为度。

临证
加减　**气滞血瘀者**

1　**角刮▸膈俞**

用角刮法刮拭膈俞30次，以出痧为度。

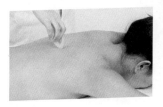

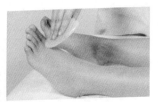

2　**角刮▸太冲**

用角刮法刮拭太冲30次，以出痧为度。

腰酸背痛 ▶通经止疼痛

腰酸背痛是指脊柱骨和关节及其周围软组织等病损的一种症状，日间劳累加重，休息后可减轻，日积月累，可使肌纤维变性，甚而少量撕裂，形成瘢痕或纤维索条或粘连。

【选穴分析】

腰酸背痛病变多位于腰背部，故可就近选择穴位。命门能补肾壮阳；腰阳关能除湿降浊、强健腰膝；肾俞能益肾助阳；大肠俞能通络理气。诸穴合用，能疏风散寒、通经止痛、行气活血，可以很好地缓解腰酸背痛。

穴位定位

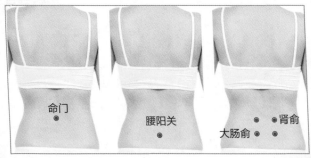

命门

腰阳关

大肠俞　肾俞

—— 特效刮痧疗法 ——

1 **角刮▶ 命门**

用刮痧板的角部由上至下刮拭命门30次，可不出痧。

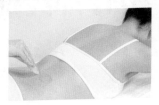

2 **角刮▶ 腰阳关**

用刮痧板的角部由上至下刮拭腰阳关30次，力度轻柔，可不出痧。

3 **面刮▶ 肾俞**

用面刮法由上至下刮拭肾俞1～3分钟，以出痧为度。

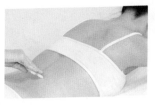

4 **面刮▶ 大肠俞**

用面刮法由上至下刮拭大肠俞1～3分钟，以出痧为度。

坐骨神经痛 ▸通络调气血

坐骨神经痛指沿腰、臀部、大腿后、小腿后外侧和足外侧发生的疼痛症候群，呈烧灼样或刀刺样疼痛。典型表现为一侧腰部、臀部疼痛，并向大腿后侧、小腿后外侧延展。

【选穴分析】

由于坐骨神经痛有沿足太阳经、足少阳经放射疼痛两种情况，故取殷门、委中、阳陵泉、悬钟刮拭。殷门、委中、阳陵泉能通经活络；悬钟能清髓热、通经络。诸穴合用，能疏导两经闭阻不通之气血，缓解坐骨神经痛。

穴位定位

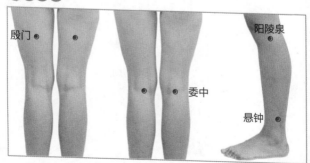

殷门　　　　　　　　　　　　　　　阳陵泉

委中

悬钟

特效刮痧疗法

1 面刮 ▶ 殷门
用面刮法刮拭殷门10~15次，力度适中，以出痧为度。

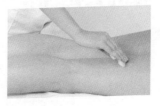

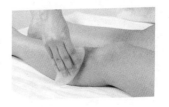

2 面刮 ▶ 委中
用面刮法刮拭委中10~15次，力度适中，以出痧为度。

3 面刮 ▶ 阳陵泉
用面刮法刮拭阳陵泉30次，力度适中，以出痧为度。

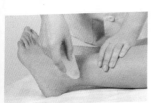

4 角刮 ▶ 悬钟
用角刮法刮拭悬钟30次，力度适中，以潮红、发热为度。

脚踝疼痛 ▶化瘀调经气

脚踝疼痛是由于不适当的运动稍微超出了脚踝的承受力，造成脚踝软组织损伤，使它出现了一定的疼痛症状。严重者可造成脚踝滑膜炎、创伤性关节炎等疾病。

【选穴分析】

脚踝疼痛的病变部位在下肢部，造成下肢部活动受限，故在局部取穴可镇痛通络。照海能滋阴清热、止痛；昆仑、太溪能疏经活络；申脉能强健腰膝。诸穴合用，可疏通局部经气、化瘀定痛，缓解脚踝疼痛。

穴位定位

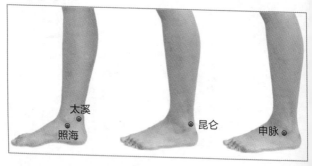

太溪

照海

昆仑

申脉

特效刮痧疗法

1 角刮▸ 照海
用刮痧板的角部自上而下刮拭照海30次，以出痧为度。

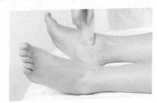

2 角刮▸ 昆仑
用角刮法刮拭昆仑30次，力度适中，至皮肤发红，皮下紫色痧斑形成为止。

3 角刮▸ 太溪
用角刮法刮拭太溪30次，力度适中，以出痧为度。

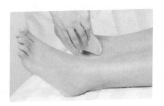

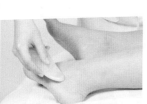

4 角刮▸ 申脉
用角刮法自上而下刮拭申脉30次，力度适中，以出痧为度。

膝关节炎 ▶利湿祛寒热

膝关节炎在发病的前期，没有明显的症状，继之，可有膝关节深部疼痛、压痛，关节僵硬僵直、麻木等。无论是寒湿侵袭还是湿热痹阻引起的膝关节炎，均可使用刮痧疗法。

【依症状探疾病】

●**寒湿侵袭型：**关节疼痛、屈伸不利，肌肉关节疼痛酸麻，或有肿胀，遇阴雨寒冷则疼痛加剧，得热痛减。

●**湿热痹阻型：**关节疼痛，局部灼热红肿，得冷稍舒，痛不可触，可病及一个或多个关节，多兼有发热。

穴位定位

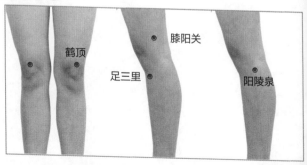

特效刮痧疗法

1 面刮 ▸ 鹤顶

用面刮法由上至下刮拭鹤顶2分钟，力度适中，以出痧为度。

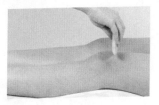

2 面刮 ▸ 足三里

用面刮法重刮足三里30次，力度适中，以出痧为度。

3 面刮 ▸ 膝阳关

用面刮法由上往下刮拭膝阳关10~15次，以潮红、出痧为度。

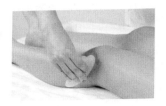

4 面刮 ▸ 阳陵泉

用面刮法由上往下刮拭阳陵泉10~15次，以潮红、出痧为度。

临证
加减 } **寒湿侵袭者**

1 角刮▸商丘

用角刮法刮拭商丘30次，以出痧为度。

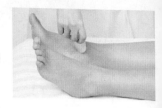

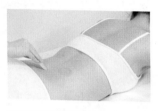

2 角刮▸腰阳关

用角刮法刮拭腰阳关30次，以出痧为度。

临证
加减 } **湿热痹阻者**

1 角刮▸阴陵泉

用角刮法刮拭阴陵泉30次，以出痧为度。

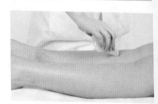

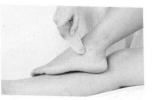

2 角刮▸申脉

用角刮法刮拭申脉30次，以出痧为度。